Planificación de menús y dietas especiales

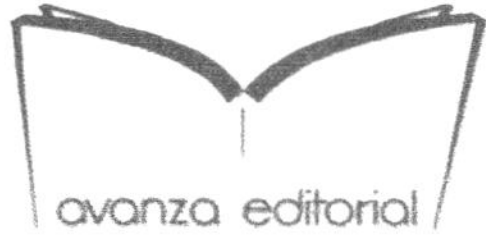

Editado por:
EDITORIAL FAE, S.L.U.
Correo electrónico: editorial@editorialfae.com

Planificación de menús y dietas especiales
Mª Esther Galicia Naranjo

1ª Edición

ISBN:

Impreso en España

Índice

Módulo 1. Planificación de menús y dietas especiales

Módulo 1. Planificación de menús y dietas especiales

Introducción

En este módulo vamos a conocer las diferencias entre alimentación y nutrición y los tipos de nutrientes que podemos encontrar en los alimentos y qué beneficios nos aportan.

Vamos a realizar dietas equilibradas para mantener un estilo de vida saludable y a elaborar dietas teniendo en cuenta los nutrientes de los alimentos además de los factores ambientales, económicos y culturales. Conoceremos una de las dietas más saludables en la actualidad, la Dieta Mediterránea y conoceremos todos sus beneficios.

Veremos la importancia que tiene el marketing actual en la forma de alimentarnos y de comprar unos alimentos u otros. También el marketing necesario en la apertura de un restaurante o comercio relacionado con la Alimentación y la Nutrición.

Aprenderemos a elaborar una carta teniendo en cuenta todas las pautas necesarias a la hora de elegir el menú que podemos ofrecer y el tipo de restaurante al que pertenece el menú.

Una dieta o menú es un conjunto de platos que componen un tipo concreto de alimentación. Saber elaborar un menú, que al mismo tiempo tenga en cuenta las necesidades nutricionales y las características específicas de las personas es muy importante para crear un menú saludable.

Durante este módulo formativo estudiaremos las diferentes estrategias para diseñar un menú variado, que tenga en cuenta las necesidades de las personas que van a consumirlo, así como sus características específicas.

Objetivos

- Conocer los conceptos básicos relacionados con la nutrición y los buenos hábitos alimenticios.
- Diseñar una carta saludable en base a la información nutricional obtenida.
- Diseñar una campaña de marketing alimentario para una dieta saludable.
- Conocer los conceptos básicos a tener en cuenta para el diseño de una carta y un menú saludable.
- Conocer las necesidades nutricionales en diferentes etapas de la vida como la infancia, adolescencia, madurez y la tercera edad y dentro de la madurez también los nutrientes que necesitan las mujeres durante el embarazo y la lactancia.
- Conocer los diferentes tipos de dietas alternativas, como la dieta vegetariana, macrobiótica y disociada.
- Tipos de dietas según algunos colectivos específicos, como intolerantes o según etnias o religiones.

1. Asimilación del conocimiento de la nutrición y los buenos hábitos

La nutrición y los buenos hábitos alimenticios son fundamentales para mantener una salud óptima y prevenir enfermedades. Comprender los conceptos básicos sobre dietética y nutrición, los alimentos y sus nutrientes, y cómo implementar hábitos saludables en la vida diaria puede tener un impacto significativo en el bienestar general.

1.1. Identificación de conceptos básicos sobre dietética y nutrición

El cuerpo necesita de energía, esta energía se adquiere a través de unas reacciones químicas que en conjunto se conocen como metabolismo. Esta energía se extrae de los Alimentos, preferentemente realizando respiración celular aeróbica, en este procedimiento se consume oxígeno por lo que si se mide el consumo de oxígeno de un organismo se puede conocer de forma indirecta su actividad metabólica. Cuanto mayor es el consumo de oxígeno el metabolismo es mayor y así sí es menos el consumo de oxígeno el metabolismo será menor. La velocidad a la que ocurre este proceso se le llama **Tasa Metabólica.**

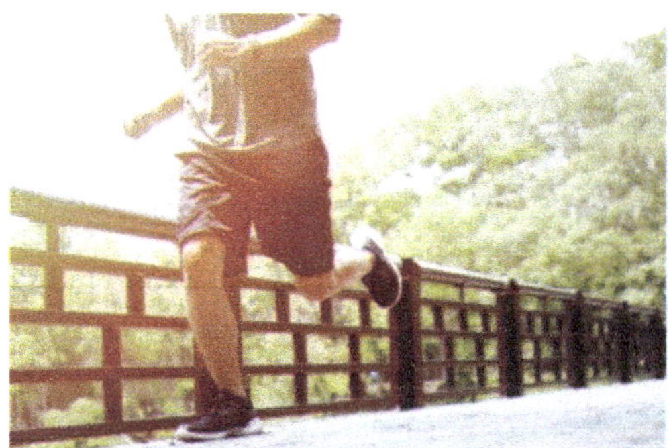

Fig. 1. Para poder realizar todo tipo de actividades el cuerpo necesita energía

Dentro del metabolismo podemos diferenciar:

- **Anabolismo:** Fase constructiva del metabolismo, se forman las moléculas necesarias para el cuerpo, formación de tejidos (huesos, sangre, músculos etc.). Consume energía del organismo. En esta fase intervienen las siguientes hormonas estrógenos, insulina, hormona del crecimiento y testosterona.
- **Catabolismo:** Fase destructiva del metabolismo, en esta fase las moléculas se degradan para convertirse en moléculas más pequeñas, las moléculas que intervienen en el catabolismo son cortisol, adrenalina, citocinas y glucagón. Libera energía para el organismo.

Los **alimentos** son necesarios para generar esa energía (gasolina) para que ocurran todas estas funciones del metabolismo, incluso cuando el cuerpo está en reposo se necesita de esta energía para realizar las funciones vitales como la respiración, movimientos cardiacos (latidos), circulación, digestión, etc.

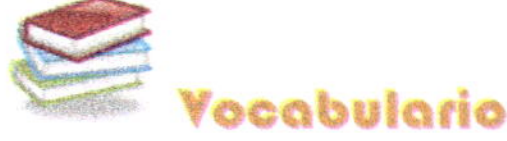

Se denomina **metabolismo basal** a la cantidad de energía que el cuerpo utiliza en reposo, esta energía es para mantener los procesos vitales antes descritos incluida la fabricación de tejidos.

El alimento nos proporciona nutrientes, estos nutrientes se absorben en el intestino y se utilizan para las reacciones químicas del metabolismo.

Le energía que se genera y se gasta se mide en calorías, una caloría es la cantidad de calor que se necesita para elevar la temperatura de un gramo de agua en un grado Celsius. Una Kilocaloría (Kcal) corresponde a 1.000 calorías y se usa para expresar el valor calórico de los alimentos.

1.2. Comprensión acerca de alimentos, nutrientes, dietética y una alimentación saludable

Los **alimentos** contienen sustancias que proporcionan diferentes beneficios. Las sustancias más importantes para nuestro organismo son: proteínas, lípidos, hidratos de carbono, vitaminas, sales minerales y agua.

Los alimentos presentan diferentes valores calores en función a su composición, es decir, según las proporciones de hidratos de carbono, grasas y proteínas agua y fibras que posean. La manera en la que se cocinan los alimentos también influye al contenido energético del alimento.

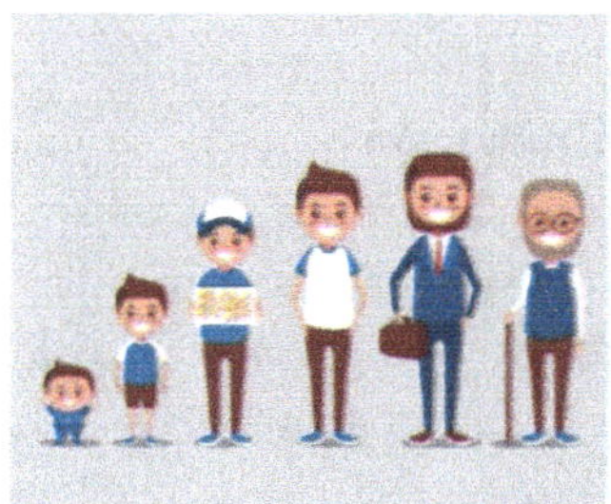

Fig. 2. Las necesidades calóricas van cambiando en función de la edad de las personas entre otros factores

Cada persona ha de consumir una cantidad de calorías al día. En el caso de que la persona ingiera más calorías de las que deba consumir el excedente se acumulará en el tejido adiposo haciendo que la persona engorde, por el contrario, si una persona ingiere menos calorías de las que debería adelgazará.

Las **necesidades nutritivas y energéticas** varían en función de diferentes aspectos, como edad, sexo, actividad física, etc. Por ejemplo, con un mismo peso, un hombre con mucha masa muscular tiene más necesidad energética que una mujer con gran cantidad de grasa y menos músculo.

Asimismo, a medida que nos hacemos mayores, la cantidad de grasa de nuestro cuerpo aumenta y, por tanto, disminuye la masa muscular, necesitando menos energía.

Al realizar una actividad física aumentan las necesidades energéticas porque el organismo necesita más consumo de oxígeno y de glucosa para su metabolismo.

Cada persona tiene unas necesidades nutricionales y energéticas diferentes en función de los parámetros que hemos mencionado.

Llamamos **Ingesta Recomendada (IR)** a la cantidad de energía y nutrientes que debe incluir la dieta diariamente para mantener un estilo saludable. Según esta situación es necesario distinguir entre alimentación y nutrición.

La alimentación es un acto voluntario que proporciona al cuerpo energía a través de la ingesta de alimentos, como es un proceso consciente y voluntario, está en nuestras manos modificarlo. La calidad de los alimentos depende de factores culturales y económicos.

La **nutrición** se basa en una serie de procesos fisiológicos que hace posible que el organismo reciba, transforme y utilice las sustancias químicas que se encuentran presentes en los alimentos. Estos procesos se producen de forma involuntaria e inconsciente. En gran medida, el estado de salud de un individuo depende de la calidad de la nutrición de las células que componen sus tejidos.

Para mantener un adecuado estado nutricional es necesario tener unos correctos hábitos alimenticios. Para mantenernos vivos el cuerpo humano requiere la ingesta de nutrientes a través de los alimentos.

Según los nutrientes que contiene el alimento y la función que desempeña en el organismo podemos diferenciar entre varios grupos de alimentos.

- **Función reguladora:** Estos alimentos aportan los nutrientes necesarios para regular los procesos del organismo, ayudando a que se realicen de forma correcta, en este grupo nos encontramos las frutas, hortalizas y verduras.
- **Función energética:** Estos alimentos aportan los nutrientes necesarios para abastecer al organismo de energía para que pueda realizar las funciones vitales, en este grupo nos encontramos los azúcares, cereales y derivados, aceites y grasas.
- **Función plástica:** Estos alimentos aportan los nutrientes necesarios para ayudar al cuerpo en su proceso de recambio y crecimiento de sus estructuras biológicas, en este grupo encontramos la carne, el pescado, leche y sus derivados.

- **Función Plástica, energética y reguladora:** Hay alimentos que ayudan en las tres funciones explicadas anteriormente, en este grupo encontramos, las legumbres, patatas y frutos secos.

A. ¿Cómo se convierte el alimento en nutrientes?

Nuestro **aparato digestivo** es el encargado de transformar el Alimento que ingerimos en Nutrientes necesarios para poder llevar a cabo las funciones vitales, esto pasa en los procesos de Digestión y Absorción.

Una vez ingerido y masticado el alimento por la boca y mezclado con los jugos salivares pasa por la tráquea y el esófago conduciéndose hasta el estómago.

En el estómago continúan los procesos químicos y junto a los jugos gástricos se descompone el alimento formándose una papilla que se denomina quimo, en este proceso se separan las proteínas formando las cadenas de aminoácidos.

El siguiente proceso es la mezcla con bilis y jugos pancreáticos que sufre en el duodeno, después se complementa con los jugos del intestino delgado y termina así la digestión química de las grasas y proteínas que contenía el alimento, las paredes del intestino delgado son las encargadas de absorber los nutrientes necesarios.

El **bolo alimenticio** pasa por último al intestino grueso y ahí los nutrientes que no han sido utilizados o absorbidos se mezclan con el agua y restos del alimento y pasan al recto para ser desechados al exterior a través de las heces.

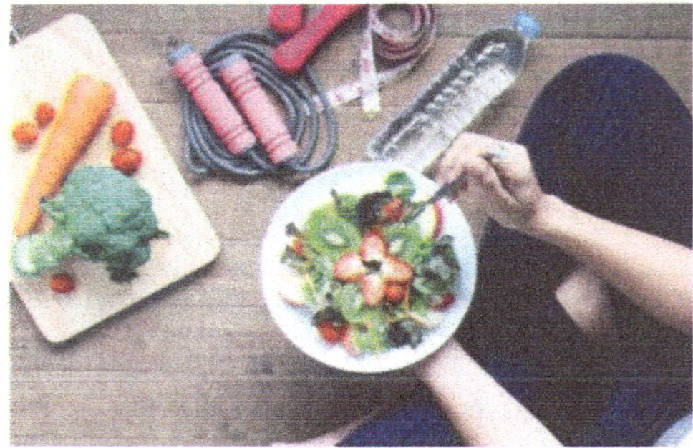

Fig. 3. La ingesta de verduras y frutas es imprescindible para una dieta saludable

B. Tipos de alimentos y sus nutrientes

Los tipos de alimentos y sus nutrientes se pueden clasificar en:

Macronutrientes

El cuerpo necesita más cantidad de estos nutrientes:

- **Hidratos de carbono, glúcidos, carbohidratos o azúcares:** aportan unas 4 kcal por gramo en forma de energía al cuerpo. Deben aportar el 55% de las kcal necesarias en la dieta diaria, según su composición podemos diferenciar entre monosacáridos, disacáridos y polisacáridos.

  Los hidratos de carbono forman parte de alimentos como pan, pasta, dulces, patatas, frutas, verduras, arroz o legumbres.

- **Monosacáridos:** son los azúcares más simples, en este grupo encontramos la Glucosa, fructosa o sorbitol entre otros.

- **Disacáridos:** son azúcares que se forman con 2 monosacáridos, en este grupo encontramos la sacarosa y la lactosa entre otros.

- **Polisacáridos:** son los azúcares formados por la unión de cadenas de varios disacáridos, éstos no tienen sabor dulce ya que por su composición no se degradan con la saliva, en este grupo encontramos la celulosa o el almidón entre otros.

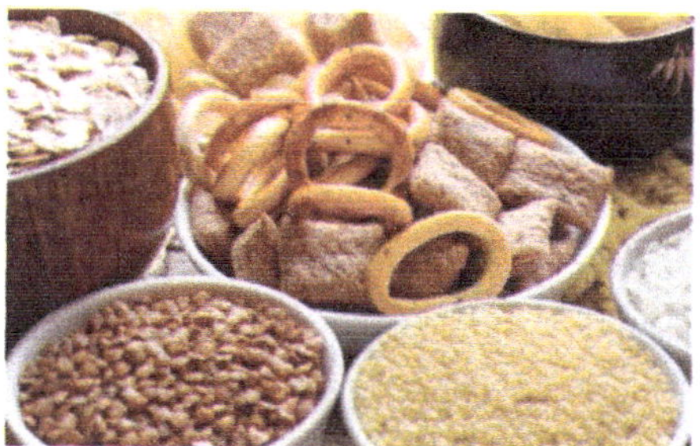

Fig. 4. Los cereales integrales tienen una asimilación más lenta

- **Grasas:** las grasas son unos nutrientes indispensables en nuestra alimentación ya que aportan un valor energético mayor que los otros macronutrientes siendo este de 9 kcal por gramo de grasa. Las grasas forman parte de la estructura de las membranas celulares y ayudan a la síntesis de algunas hormonas, las grasas que ingerimos ayudan a transportar las vitaminas (liposolubles) por lo que son necesarias en nuestra dieta. La proporción de energía obtenida de las grasas debe ser de 30% para que la dieta sea equilibrada.

Clasificamos las grasas de diferentes formas:

- **Según su origen:**
  - De **origen animal,** presentes en las grasas derivadas de la carne (manteca, tocino, grasa de la carne), la nata, la mantequilla, la grasa de los pescados azules o la yema de huevo.
  - De **origen vegetal,** están presentes en los frutos secos, y en los aceites de semilla, de oliva, de palma, de coco, etc.

- o **Según el tipo de ácidos grasos que contengan:**
  - **Ácidos grasos insaturados:** Grasas vegetales (frutos secos y aceites de oliva)
  - Y grasas animales (la grasa de los pescados azules es una interesante fuente de ácidos grasos insaturados).
  - **Ácidos grasos saturados:** Grasas animales (todas las grasas derivadas de la carne, la yema de huevo y la nata) **y** grasas vegetales (los aceites de coco y palma contienen ácidos grasos saturados).

La composición de las grasas es variable y, según su constitución, tendrán mayor o menor incidencia en la elevación de los niveles de colesterol en sangre. Las grasas saturadas aumentan el colesterol y los triglicéridos en sangre mientras que las grasas insaturadas ayudan a eliminar el exceso de colesterol en sangre.

El **colesterol** es una grasa necesaria para el organismo, pero su exceso puede provocar enfermedades cardiovasculares.

- **Proteínas:** las proteínas son sustancias nutritivas con función, sobre todo formadora y reparadora de tejidos. Están compuestas por largas cadenas de aminoácidos, de los cuales, ocho son aminoácidos esenciales, que no puede sintetizar el organismo, sino que deben ser administrados a través de los alimentos.

  Los alimentos ricos en proteínas pueden ser:
  - o **De origen animal:** Carne, pescado, leche y huevos.
  - o **De origen vegetal:** Legumbres, cereales y frutos secos.

Los productos animales aportan más cantidad de aminoácidos esenciales, y tienen más capacidad para formar nuevos tejidos y reparar aquellos que están dañados.

Los alimentos de origen vegetal no aportan la cantidad necesaria de aminoácidos esenciales si se administran solos, pero cuando se mezcla más de uno, como, por ejemplo, legumbres y cereales (lentejas con arroz, garbanzos con fideos, arroz y habichuelas, etc.) se alcanzan valores de calidad biológica proteica semejantes a los de la carne, huevos o pescados.

Recomendaciones sobre la ingesta de proteínas:

- El 50% del aporte de proteínas en una dieta equilibrada procederá de alimentos animales, como la leche, la carne, los huevos o el pescado.
- El aporte de proteínas total de una dieta nunca debe exceder el 15% de las necesidades energéticas diarias.

Micronutrientes

El cuerpo los necesita en menor cantidad.

- **Vitaminas:** son unos compuestos químicos de estructura complicada, que se encuentran distribuidos ampliamente en los alimentos. Tienen función reguladora del metabolismo de otras sustancias nutritivas.

  Su aporte resulta indispensable para el organismo, ya que al no poderlas sintetizar nosotros mismos, deben ser administradas en la alimentación para que no se produzcan carencias. A pesar de que se necesitan cantidades muy pequeñas de ellas, las carencias pueden provocar problemas importantes en la salud que, si son muy graves, repercuten en el crecimiento, la vista, el pelo, la piel, etc. y si son leves, afectan al estado general del paciente, que muestra fatiga, astenia, falta de defensas, etc.

  Clasificamos las vitaminas en dos tipos:
  - **Vitaminas hidrosolubles:** Las que se disuelven en agua. Son la vitamina C, y el complejo vitamínico B (B1, B2, B6, B12, niacina y ácido fólico). Estas vitaminas son muy sensibles a la acción de factores externos, destruyéndose con facilidad en los procesos de esterilización y conservación de los alimentos, así como al contacto prolongado con el aire y la luz. Por eso es importante consumir los alimentos que contienen estas vitaminas frescas y cuanto antes.

- o **Vitaminas liposolubles:** Que son solubles en grasas, como las vitaminas A, D, E y K. El aporte extraordinario de estas vitaminas es innecesario y arriesgado, ya que pueden provocar hipervitaminosis con afectación de varios órganos.

Las vitaminas se encuentran en general en frutas, verduras, eche, aceites vegetales, cereales, etc. Una dieta variada y equilibrada aporta todas las vitaminas que una persona necesita, por lo que no es preciso recurrir a complejos vitamínicos de la farmacia cuando nos alimentamos correctamente. Por eso, el consumo de vitaminas en forma de medicamentos debe hacerse siempre, por consejo médico.

Tipos de vitaminas:

- o **Vitamina A:** Vísceras animal, sobre todo hígado, lácteos, espinacas, brócoli, zanahorias, lechuga, albaricoques, melón, yema de huevo. La vitamina A interviene en el proceso de crecimiento ayudando a formar la estructura ósea, protege al ADN contra los radicales libres, esto es por su fuerte poder antioxidante, evitando así enfermedades del sistema inmunológico. Entre sus funciones también encontramos la de mejorar la visión y reforzar la estructura capilar y de las uñas, al ser un fuerte antioxidante es muy utilizada en productos de belleza para hidratar la piel.

- o **Vitamina D:** Se adquiere en gran parte a través de la luz solar, también está presente en la yema de huevo, las vísceras y los lácteos. La vitamina D ayuda al metabolismo del calcio y del fósforo por lo que es esencial para la formación ósea de los huesos ya que ayuda a que se asimilen mejor estos minerales en el cuerpo.

- o **Vitamina E:** Aceites vegetales, vísceras, pan integral, verduras de hoja verde, cacahuete, legumbres, coco. Ayuda al mejorar el sistema reproductivo, es un antioxidante natural por lo que ayuda contra los radicales libres y las enfermedades del sistema inmunológico, ayuda contra la anemia y mejora la circulación ayudando a que no se forme trombos. Ayuda a proteger la membrana celular.

o **Vitamina K:** Aceites vegetales, tomates, verduras de hoja verde, vísceras y cereales integrales. La vitamina K interviene directamente en la coagulación sanguínea, evitando problemas de corazón, hipertensión y posibles trombos.

o **Vitamina B1:** Vísceras, yema de huevo, cereales integrales, lácteos, legumbres y verduras y levaduras. La Vitamina B1, también llamada Tiamina, ayuda al metabolismo de los carbohidratos obteniendo así la energía que necesita el cuerpo, interviene en la formación correcta de la piel y es fundamental en el correcto funcionamiento del sistema nervioso.

o **Vitamina B2:** Verduras de hoja verde, carnes, lácteos y cereales. La Vitamina B2, también llamada Riboflavina, interviene en los procesos de respiración y la síntesis de las grasas, ayuda a la formación de la piel y la mucosa.

o **Vitamina B3:** Vísceras, carnes, lácteos, huevos, legumbres, cereales. La Vitamina B3, también llamada Niacina, interviene en el correcto funcionamiento del sistema nervioso, ayuda a la síntesis de las grasas, hidratos de carbono y proteínas, ayuda a la mejora de la circulación.

o **Vitamina B6:** Yema de huevo, carnes, vísceras, pescados, cereales integrales, pescado, lácteos, frutos secos. La Vitamina B6, también llamada piridoxina, ayuda a la síntesis de proteínas y a la producción de anticuerpos, también interviene en la formación de glóbulos rojos y en la síntesis de las grasas.

o **Vitamina B9:** Verduras de hoja verde, carnes, vísceras, cereales integrales, patata. La Vitamina B9, también llamada Ácido Fólico, es necesaria para la correcta formación de células sanguíneas y de glóbulos rojos, es aconsejada en el embarazo porque entre una de sus funciones está la de prevenir posibles defectos en el cerebro o médula espinal del bebé.

o **Vitamina B12:** Esta vitamina se produce tras la metabolización en el propio cuerpo por lo que no está presente en las verduras, solo en alimentos de origen animal. La Vitamina B12, también llamada Cobalamina, interviene en la formación de la hemoglobina y formación celular, es necesaria para el correcto funcionamiento del sistema nervioso central.

- o **Vitamina C:** Esta vitamina no está presente en alimentos de origen animal, solo vegetal como algunas verduras, sobre todo de hoja verde, frutas cítricas y patatas. La Vitamina C es necesaria para protegernos de la oxidación de otras vitaminas como la Vitamina A y la Vitamina E, ayuda a que el cuerpo asimile de una forma correcta el Hierro por lo que es esencial en procesos de Anemia, ayuda a la formación de colágeno por lo que es buena para la formación de huesos y tejidos.

- **Minerales:** los minerales son indispensables en el organismo y tienen funciones muy diversas desde el punto de vista nutricional, actuando en la formación del hueso, los dientes, regulando el metabolismo, etc.

Estas sustancias se encuentran en los alimentos, generalmente las que están en los alimentos animales se utilizan mejor por el organismo, que las presentes en los alimentos vegetales. Por ejemplo, el hierro del huevo o la carne se asimila mejor que los de las lentejas o espinacas.

En general necesitamos un aporte muy pequeño de minerales en la dieta equilibrada, si bien hay algunos minerales a los que debemos prestar más atención ya que sus requerimientos son más elevados, como el calcio, fósforo, hierro, yodo, sodio, potasio, cloro, …

El resto de minerales no suele ser motivo de carencia, pues una dieta equilibrada aporta la cantidad necesaria de ellos sin problemas. Vamos a repasar los más abundantes y necesarios:

- o **Calcio:** El 99% del calcio y el 80% del fósforo que hay en el organismo, se depositan en los huesos. Son los principales elementos de la estructura ósea. Por eso su aporte es fundamental desde la infancia para que formar huesos sólidos que estén preparados para las pérdidas normales que se producen en el envejecimiento. Además, el calcio es esencial para la coagulación de la sangre y el funcionamiento normal del sistema nervioso. La principal fuente de calcio es la leche y sus derivados, si bien podemos encontrarlo en alimentos vegetales como las almendras, espinacas, nueces, lechuga, etc. de menos utilidad para el organismo.

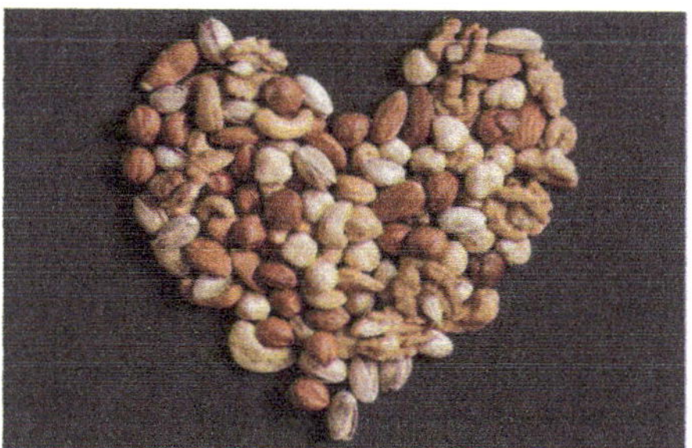

Fig. 5. Muchos frutos secos son muy ricos en calcio

o **Hierro:** Es un componente esencial de la sangre que tiene una función muy importante en la respiración celular, ya que forma parte de la hemoglobina, que es una proteína presente en los hematíes de la sangre cuya función es transportar el oxígeno hasta las células. Los alimentos más ricos en hierro son el hígado, la carne, la yema de huevo, los mariscos, legumbres y frutos secos. Cuando los niveles de hierro disminuyen en sangre, se producen las anemias de origen alimentario. Las mujeres embarazadas presentan una predisposición a sufrir anemias ferropénicas, por lo que se recomienda un aporte extra de este mineral durante la gestación.

o **Yodo:** Es un mineral imprescindible para el tiroides. Su carencia provoca un déficit en la síntesis de hormonas tiroideas que repercute en el metabolismo del individuo. En lugares cercanos al mar, el yodo se encuentra repartido por la naturaleza, en los alimentos, el agua o el aire, especialmente a orillas del mar. Pero en las zonas de interior, es importante el aporte de alimentos que contienen yodo, como los pescados o la sal yodada, teniendo en cuenta que algunos alimentos, como las coles, los grelos y otros alimentos vegetales de este tipo, si se consumen en exceso, pueden provocar carencias por dificultar su absorción, dando lugar al aumento de la glándula tiroides, ocasionando lo que conocemos como "bocio", que es un abultamiento visible en el cuello.

o **Sodio:** La mayoría de Sodio que ingerimos procede de la sal utilizada en la elaboración del alimento. El Sodio ayuda a transportar las sustancias del alimento a través de las membranas celulares, también interviene en la transmisión de los impulsos nerviosos y movimientos musculares. Si el cuerpo no es capaz de eliminar el Sodio del organismo puede causar retención de líquidos y aumento de la presión arterial, esto sucede cuando el riñón no lo elimina de una forma adecuada.

o **Potasio:** Está presente en leche, huevos, legumbres, carnes, pescados y en algunas frutas y verduras. El Potasio ayuda a mejorar el sistema nervioso y enzimático dentro de las células además de ayudar al impulso muscular. Una carencia puede crear debilidad debido a la falta de energía en los impulsos del corazón provocando las arritmias. También una carencia puede generar debilidad muscular como calambres y alteraciones en el PH de la sangre.

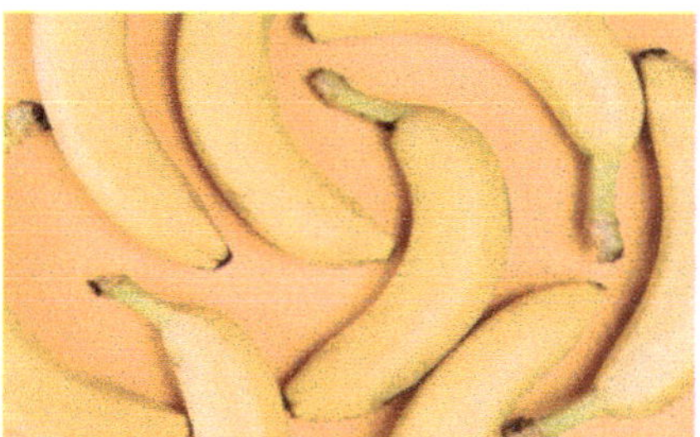

Fig. 6. El plátano ha sido la fuente tradicional de suministro de potasio en la dieta mediterránea

o **Fósforo:** Es otro de los iones mayoritarios, y se encuentra en casi todo tipo de alimentos: pescados, carnes, leche, huevos, queso, legumbres. Forma también parte de los huesos, interviene en procesos de equilibrio iónico y ácido del plasma, así como en los procesos de regulación de los niveles de fósforo del riñón, forma parte de la energía del cuerpo humano, e interviene en los procesos de liberación de O2 a las células de los tejidos en los capilares. Su ausencia provoca trastornos en el funcionamiento de la musculatura esquelética y cardíaca, que, si se intensifican, pueden producir osteomalacia en los adultos, o raquitismo en niños.

- o **Magnesio:** Se encuentra sobre todo en las verduras de hoja, y en la carne de animales herbívoros: ternera, buey, etc. Interviene en la construcción ósea y ayuda a regular la acción de numerosas enzimas intracelulares. Su carencia es anómala, se ha evidenciado especialmente en personas alcohólicas y diabéticos en situación de cetoacidosis, niños con malnutrición proteica y energética, etc. La ausencia de magnesio se caracterizada por espasmos musculares, cambios de personalidad, anorexia, náuseas, vómitos y convulsiones. El exceso de magnesio, o hipermagnesemia cursa con diferentes síntomas, incluso, en los casos más graves, a la muerte.

- **Agua:** nutriente esencial del ser humano, un 60% de la composición del cuerpo es agua, cuando se produce la sensación de sed es debido a que hay alta concentración de sales en la sangre por lo que aparece esa necesidad para que se introduzca agua en la dieta y se regulen las sales, la cantidad de agua puede variar dependiendo de varios factores:
  - o **Edad:** Cuántos más años se cumplen menos cantidad de agua hay en el cuerpo, el cuerpo de los niños contiene más agua que el cuerpo de los ancianos.
  - o **Grasa corporal:** Las grasas contienen poca agua por lo que cuánta más grasa hay en el cuerpo menos agua hay en el tejido.
  - o **Sexo:** El cuerpo de la mujer contiene más grasa que el cuerpo del hombre, por ello, el cuerpo del hombre contiene más agua en su constitución.

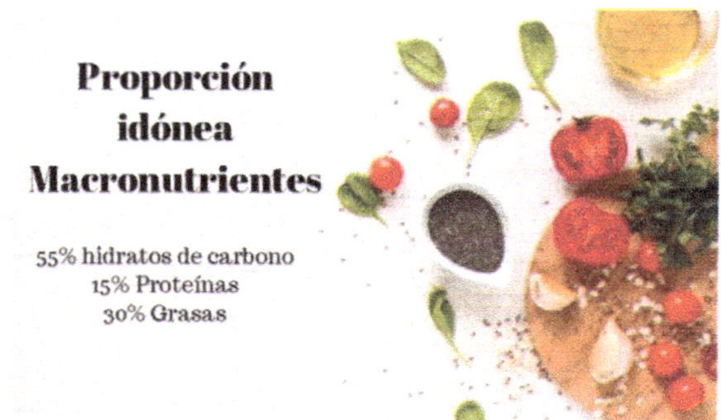

Fig. 7. Proporción idónea de macronutrientes

Una vez que conocemos los conceptos básicos de la alimentación y nutrición, vamos a explicar qué se conoce como dieta equilibrada.

Una dieta equilibrada, es la dieta que abastece al organismo de los nutrientes necesarios para realizar de una forma correcta los procesos metabólicos, además de esto para que sea equilibrada debe ayudarnos a mantener un peso saludable y que las calorías cubran las necesidades de la persona.

Esta dieta debe ser variada y proporcionar todos los grupos de alimentos para así obtener la energía necesaria para cubrir el gasto calórico, para ello la proporción adecuada de cada uno de los nutrientes debe ser la siguiente:

- El 15% de la energía total de la dieta debe proceder de las proteínas.
- El 55-60% deberá proceder de los hidratos de carbono.
- El 30% procederá de las grasas.

No debemos olvidar que es fundamental también encontrar un equilibrio entre macronutrientes y micronutrientes.

Algunos **consejos para llevar una alimentación saludable:**

- Recuerda que, si bien el aporte de hidratos de carbono debe ser el 55-60% del total de energía de la dieta, la mayoría corresponderá a hidratos de carbono complejos. Los azúcares simples refinados nunca excederán el 10%.
- Del 30% del aporte energético por parte de las grasas, el 20% corresponderá a grasas insaturadas y el 10% a grasas saturadas. Se recomienda el consumo de aceite de oliva.
- Del 15% de calorías que aportan las proteínas, la mitad debe corresponder a proteínas animales con alto valor biológico.
- Todos los días hay que consumir alimentos ricos en fibra vegetal, de forma que siempre sea mayor de 22gr/día, de los cuales, la mitad será fibra insoluble (celulosa) y la otra mitad, soluble (mucílagos, pectinas, …).

- El consumo de sal no debe ser mayor de 3 gramos al día, evitando así problemas de hipertensión arterial y retención de líquidos que empeoran los problemas circulatorios. También debe moderarse el consumo de bebidas alcohólicas.
- Intentar consumir alimentos libres de tóxicos y contaminantes como los precocinados.

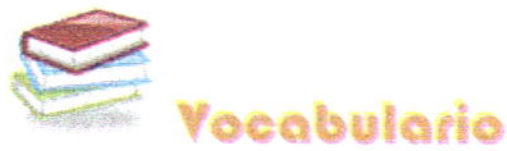

La **pirámide nutricional:** una guía gráfica que muestra los alimentos y las cantidades que debemos consumir para seguir una dieta equilibrada.

La pirámide nutricional es revisada de forma periódica por la Organización Mundial de la Salud (OMS) y ajustada, si es necesario, a los nuevos hábitos y alimentos que se presenten.

Como curiosidad, en el año 2018 la OMS recomendó aprender a leer el etiquetado de los productos para así conocer bien lo que consumimos.

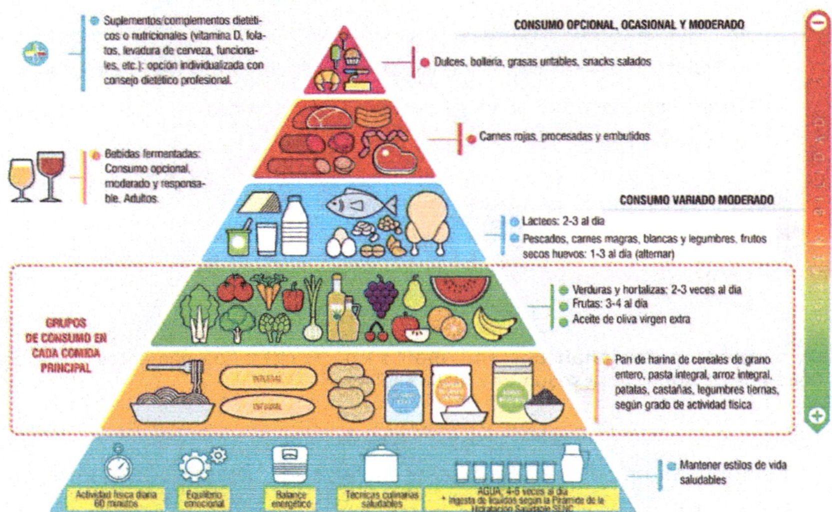

Fig. 8. Pirámide nutricional de la Sociedad Española de Nutrición Comunitaria

La última pirámide nutricional está estructurada de la siguiente manera:

- **La base:** Como novedad no aparecen alimentos sino hábitos de vida saludables como caminar durante una hora, mantener un correcto equilibrio emocional o cocinar de forma adecuada y variada. En la base también se incluye la correcta ingesta de agua diaria, entre 4 y 6 vasos al día.
- **Segundo nivel:** Este nivel es para los hidratos de carbono, en este grupo encontramos la pasta, arroz, harinas y pan entre otros, siempre recomendando usar su opción integral para mejorar sus beneficios, no indican cantidades puesto que dependerá de nuestro gasto energético.
- **Tercer nivel:** En este nivel nos encontramos las frutas, verduras y hortalizas, su consumo debe ser diario y en total no ser menor de 5 raciones en total al día, estos serán nuestra fuente de energía junto con las grasas saludables.
- **Cuarto nivel:** En este nivel están las proteínas, destacando los lácteos recomendando su consumo de 2 a 3 veces al día, la carne blanca, el pescado, legumbres, huevos y frutos secos, todos ellos consumir de 1 a 3 veces al día alternando para llevar una dieta variada.

- **Quinto nivel:** Aquí la pirámide ya empieza a destacar los alimentos de consumo moderado, sobre todo si hay alguna patología que empeore con su consumo, es el caso de la carne roja y los embutidos grasos.
- **Último nivel:** Dulces y grasas, su consumo debe ser opcional, incluyen en este grupo los dulces, repostería, azúcar, mantequillas y aceites, como novedad en la última revisión encontramos las bebidas alcohólicas. Todos estos alimentos pueden tomarse con moderación y de forma ocasional y siempre que no sean un riesgo para la salud.

¿Cómo diseñar una dieta equilibrada? Además de la importancia de la distribución de la energía a lo largo del día, debemos considera las siguientes recomendaciones al diseñar un menú saludable:

- **Desayuno:** El **desayuno** debe ser completo y si es posible tomarlo en el transcurso de una hora máximo de la hora de levantarse ya que cuando nos despertamos nuestro cuerpo sufre un cambio metabólico fuerte por lo que es importante que el desayuno no sea muy tarde evitando así que lo que se ingiera de azúcar y grasas se utilice para almacenarse en vez de utilizarse de forma correcta. El desayuno debe estar formado por productos lácteos, cereales, proteína y grasas saludables y algo de fruta, por ejemplo:

  Leche con café o cacao + pan con queso, tomate y aceite de oliva.

- **Media mañana:** Hacer una **media mañana,** al realizarse varias comidas al día hacemos más digestiones por lo tanto hacemos más gasto energético mejorando nuestro metabolismo, además el comer entre horas hace que nuestra insulina no baje de forma drástica evitando que al comer se repongan los azúcares y grasas guardándose en reservas, ejemplo de comida:

  Lácteo y/o fruta.

- **Comida:** La **comida** debe contener la mayor variedad de alimentos, incluyendo alimentos de todos los niveles de la pirámide alimenticia, teniendo en cuenta que debemos siempre compensar los primeros platos con los segundos, de manera que el aporte de alimentos sea variado y se equilibre el valor energético de uno con el otro. Por ejemplo:

Verdura cruda o cocinada con legumbre + carne o pescado + fruta.

- **Merienda:** La **merienda** debe ser un complemento a la comida y la cena, será como la media mañana, para evitar el ayuno durante horas y evitar aumentar las calorías por falta de digestiones y gasto energético. Ejemplo:

Fruta, leche, yogur o bocadillo.

- **Cena:** En la **cena** se consumirán los alimentos que no han sido aportados en el resto de las comidas del día. Debe ser más ligera y los alimentos se elaborarán de forma que se puedan digerir con facilidad.

La cena debe tomarse, al menos, dos horas antes de acostarse para que no provoque alteraciones del sueño ni mala digestión durante el sueño. Ejemplo:
Verdura con o sin patata + carne, pescado o huevo, fruta o yogur.

En la cena al complementarse con la comida del medio día adecuaremos la proteína a la que hayamos tomado en la comida, por ejemplo, si hemos tomado carne en la cena elegiremos pescado o huevo, si estamos haciendo una dieta de adelgazamiento o buscamos mantener un peso saludable, añadiremos a la comida las proteínas más grasas como la carne roja o pescado azul y por la noche usaremos las más ligeras como el pescado blanco, carne blanca o huevo.

1.3. Comprensión de los factores ambientales, culturales y económicos en la dieta

La **alimentación,** como ya hemos comentado, es un acto voluntario, puedes elegir los alimentos que desees. El principal factor que impulsa al ser humano a comer es el hambre, pero lo que decidimos comer no está determinado únicamente por las necesidades fisiológicas o nutricionales, hay otros factores que influyen en la elección de la dieta.

Como, por ejemplo:

- **Factores biológicos:** dentro de estos factores nos encontramos el hambre, sobre todo si hemos hecho gasto energético y no hemos ingerido alimentos para cubrir esas necesidades, el apetito implica el deseo de comer por placer, en el que intervienen factores como olores, sabores, aspecto y presentación de alimentos o ciertas costumbres alimenticias que estimulan la mente para fomentar una necesidad. En definitiva, las personas pueden sentir apetito a pesar de haber saciado su hambre.

  Nuestras necesidades fisiológicas son las responsables de la elección de los alimentos. Los seres humanos respondemos a las sensaciones de hambre y de saciedad para la ingesta de alimentos. Las necesidades fisiológicas dependen del sistema nervioso central.

  La cantidad de alimentos consumidos constituyen una señal de saciedad importante. En muchas ocasiones ingerimos una mayor cantidad de la energía recomendada debido a las excesivas raciones que comemos.

- **Factores económicos:** en estos factores nos encontramos el costo, los ingresos y la disponibilidad en el mercado. El precio de los alimentos repercutirá directamente en la elección de los mismos. De hecho, se ha demostrado que los grupos de población con ingresos bajos presentan una mayor tendencia a llevar una alimentación poco equilibrada, ingieren gran cantidad de alimentos precocinados y pocas frutas y verduras. No obstante, el tener un mayor poder adquisitivo no conlleva a una alimentación adecuada, aunque la variedad de alimentos al ser variada tiene la posibilidad de comer de una forma más saludable. La accesibilidad a los supermercados también es un factor que repercute en la elección del alimento.

Los alimentos de temporada suelen ser más económicos, aunque no siempre están al alcance de todos, como hemos comentado antes, en los supermercados se suele dar prioridad a las ofertas, pero suelen ser ofertas de alimentos que no son de temporada y suelen ser poco saludables.

- **Factores físicos:** no encontramos factores como la educación, las capacidades personales y el tiempo disponible: este es uno de los factores más relevantes en la actualidad ya que una gran cantidad de personas que no llevan una alimentación equilibrada lo achacan a la falta de tiempo o la falta de ideas para cocinar, es muy importante tener cultura gastronómica para poder elaborar un menú equilibrado y variado, añadiendo todos los grupos de alimentos y obteniendo así sus nutrientes. Otro factor muy importante a tener en cuenta es la falta de tiempo, en la actualidad es más común que los adultos de la familia trabajen fuera y con horarios poco compatibles con la elaboración de recetas elaboradas por lo que se abusa de las recetas rápidas y precocinadas. Para mejorar esto podemos cocinar con anterioridad y congelar, para ello debemos planificar el menú con tiempo y así ajustarlo para que sea equilibrado.

- **Factores culturales, sociales y religiosos:** las influencias culturales establecen el consumo habitual de una serie de alimentos, en ciertos casos pueden conducir a restricciones tales como la exclusión de las proteínas de origen animal, por ejemplo, en el caso de dietas vegetarianas.

Sin embargo, es posible cambiar las influencias culturales, por ejemplo, si la persona cambia de país, adoptando la nueva gastronomía, muchas veces por la imposibilidad de encontrar ciertos alimentos.

Hay que destacar que cada vez se come más fuera de casa, ya sea en colegios, en el trabajo o en restaurantes, el lugar en el que tomamos el alimento determinará el menú que vamos a ingerir, por ejemplo, en restaurantes podremos elegir entre un menú, pero en comedores escolares no se podrá elegir, aunque ahí debería ser un menú equilibrado para los niños supervisado por un especialista.

En cuanto a la religión hay que tener en cuenta varios puntos, los alimentos prohibidos, la forma de cocinarlos y los posibles ayunos que se hagan, Las normas que establecen las religiones tienen cierta flexibilidad porque varían en función del país, dependiendo del país hay normativas diferentes y algunas son más flexibles que otras, también influye el grado de compromiso religioso de cada persona.

- **Factores psicológicos:** los factores psicológicos suelen estar ligados con la alimentación porque cubrir o no los nutrientes necesarios están ligados a problemas o mejoras en los factores psicológicos, como el estrés, la ansiedad o la depresión. Muchas personas suplen sus problemas de ansiedad o depresión con la comida, sobre todo si usamos alimentos ricos en azúcar o grasas ya que ayudan a la formación de serotonina, sustancia conocida como la hormona de la felicidad, estos nutrientes antes descritos hacen que aumente su formación dando un falso estado de felicidad que luego cae de golpe generando más ansiedad, por ello en momentos de tristeza buscamos consuelo en la comida, convirtiéndolo en un círculo vicioso, ya que esa actitud de felicidad es solo pasajera. En general, el estrés que pueda padecer una persona puede conllevar a comer más de lo habitual o menos de lo habitual. Gran cantidad de estudios demuestran que, si el estrés laboral es de larga duración o frecuente, pueden aparecer cambios desfavorables en cuanto a la alimentación, incrementándose la posibilidad de aumento de peso y con ello la posibilidad de enfermedades relacionadas con ese aumento.

1.4. Comprensión de los hábitos, modos y comportamiento alimentario

Ya hemos visto anteriormente las **recomendaciones para llevar una alimentación saludable,** pero influyen también otros factores como hábitos y comportamientos alimentarios que no siempre son los adecuados, vamos a repasar los buenos y los malos hábitos a la hora de alimentarnos.

A la hora de tratar la ingesta diaria en una alimentación equilibrada podemos caer en el error de ingerir más calorías de las que nuestro cuerpo necesita y, además, y más peligroso, es ingerir calorías que no nos aportan nada nutricionalmente, es decir, calorías que solo aportan grasas malas que de continuo puede generar en enfermedades como obesidad, problemas cardiacos, cáncer, dislipemias entre otros.

También puede ocurrir lo contrario que el aporte calórico sea insuficiente y el cuerpo necesite de nutrientes que no le estamos proporcionando, esto puede generar enfermedades como raquitismo, anemia, anorexia o malnutrición.

Como ejemplo de lo que hemos visto, una dieta de 3.000 Kcal. y otra de 1.200 Kcal. pueden ser equilibradas o desequilibradas, en función de la cantidad de proteínas, hidratos de carbono, grasas, vitaminas y minerales que contenga.

En nuestro país la dieta que mantenemos es la llamada Dieta mediterránea, una de las mejores del mundo por su variedad, posibilidad de alimentos de temporada y sobre todo por la calidad de sus alimentos, por ejemplo, el aceite de oliva.

La definición de la Dieta Mediterránea que ofrece la Organización Mundial de la Salud (OMS), es la siguiente:

Dieta saludable = Dieta mediterránea

Nos proporciona los alimentos necesarios para el adecuado funcionamiento del organismo adaptado a sus necesidades.

La OMS reconoce la Dieta Mediterránea como una dieta de calidad y como dieta para la **prevención de enfermedades degenerativas** consistente en:

- Una proporción y cantidad apropiada de alimentos.
- Técnica culinaria acertada. Es una dieta muy completa en la que abundan los vegetales.
- Actividad física diaria y evitar el sobre peso: el clima conlleva a practicar deporte al aire libre.

Con respecto a los alimentos se **recomienda consumir preferentemente:**

- Frutas y verduras frescas, 5 piezas al día.
- Cereales: arroz, pasta, pan, varias piezas al día.
- Legumbres tres veces por semana.
- Pescado tres veces por semana.
- Frutos secos (grasas saludables).

Consumir **moderadamente:**

- Carnes rojas, solo una vez a la semana.
- Grasas animales.
- Pasteles y dulces industriales elaborados con grasa saturadas (aceite de coco y palma) y golosinas.
- Alimentos muy calóricos (aceites, mantequillas, margarinas).

Si nos fijamos en la definición de la dieta Mediterránea nos damos cuenta que es casi idéntica a la Pirámide de Alimentos en la que debemos fijarnos para llevar una alimentación saludable, pero como hemos dicho al principio del curso, la alimentación es algo que es totalmente a elección de cada uno por lo que dependerá de la persona que siga o no una correcta alimentación, los errores más comunes que se producen a la hora de llevar una dieta son los siguientes:

- La dieta de los españoles suele ser más calórica de lo que realmente necesita, normalmente aportan más de un 15% de las calorías recomendadas.
- La recomendación de que la mitad de las proteínas deben ser obtenidas de origen animal, el español suele superar este tanto por ciento, olvidando las proteínas de las legumbres, pescado o huevo.
- El aporte de nutrientes de los alimentos ricos en hidratos de carbono complejos es insuficiente.
- El consumo de grasas es superior al recomendado y al necesario para nuestro cuerpo, es cierto que el aceite de oliva es el más completo y sano, pero no deja de ser una grasa que, aunque con buenas propiedades nos aporta calorías y grasas que si no quemamos se acumulan en nuestro organismo.
- Poca fibra en la dieta, la falta de verduras y frutas genera una falta de fibra que desequilibra nuestro sistema digestivo y no olvidemos que el intestino es el que adquiere los nutrientes de los alimentos por lo que si falla el sistema de digestión por falta de fibra no asimilaremos de forma adecuada los nutrientes.

Afortunadamente, cada día somos más conscientes de lo necesaria que es una buena alimentación, esto es debido a que en la actualidad muchas enfermedades están relacionadas directamente con la mala alimentación que está instalada en nuestra dieta por lo que cada vez son más las personas que se interesan por llevar una dieta y estilo de vida saludables.

1.5. Planificación dietética de la carta y marketing alimentario

Cuando trabajamos en restauración es muy importante elaborar un patrón para decidir qué tipo de menú vamos a ofrecer, para esta elaboración de menú o carta debemos tener en cuenta varios **factores:**

1. Lo primero es decidir la oferta gastronómica que vamos a ofrecer, con esto vemos el coste aproximado y estudiamos posibles competencias en los restaurantes cercanos. Para abaratar costes debemos tener en cuenta los productos de temporada ya que éstos suelen ser más frescos y económicos si se compran dentro de su temporada.
2. Debemos calcular el gasto que vamos a realizar en cuánto a marketing y publicidad, en este punto vemos cuántas cartas vamos a realizar y la publicidad que vamos a utilizar en el restaurante para darlo a conocer.
3. Una vez hemos decidido la oferta gastronómica que vamos a ofrecer es hora de elaborar la carta, buscar los nombres de los platos explicando los ingredientes, forma de cocinado y sus posibles alérgenos. Es importante conocer los alérgenos para evitar problemas de salud de futuros clientes, según la ley debemos especificar en los ingredientes del plato los siguientes alérgenos:
   - o Altramuces.
   - o Apio.
   - o Cacahuetes.
   - o Cereales con gluten o trigo.
   - o Crustáceos y mariscos.
   - o Frutos secos.
   - o Huevos.
   - o Lácteos.
   - o Moluscos.
   - o Mostaza.
   - o Pescados.
   - o Sésamo.
   - o Soja.
   - o Sulfitos.

4. Debes ordenar los platos, para los clientes es más cómodo leer los platos en orden, primero los entrantes, primeros platos, platos principales, postres y bebidas, también es importante poner los platos del día en un menú aparte o bien expuestos en el restaurante, esto suelen estar formados por alimentos de temporada.

5. Antes de elaborar el menú debemos tener en cuenta el equipo de trabajo del que disponemos, según las personas que tenemos en cocina y en sala trabajando así será la carta que podremos ofrecer.

6. Hay que tener en cuenta el tipo de cliente que buscamos en nuestro restaurante, esto determinará el tipo de menú que vamos a ofrecer y el coste de su elaboración. Según el tipo de clientes podemos diferenciar 3 grupos.

   o **Trabajadores.** En este grupo encontramos personas con poco tiempo y que normalmente buscan un menú económico y casero, suelen utilizar cupones de la empresa a la que pertenecen.

   o **Ocio:** En este grupo encontramos personas que buscan un restaurante para disfrutar de la comida sin importar el tiempo, suele variar dependiendo del clima ya que cuando hace buen tiempo se suele salir más a comer a restaurantes y cuando hace sol se buscan opciones de restaurantes con terraza, en este grupo también incluimos las familias, en este caso es importante que el menú tenga opciones para los más pequeños.

   o **Ejecutivos:** En este grupo encontramos los clientes que no tienen mucho problema en cuanto al coste de los productos, suelen utilizar las comidas para terminar reuniones o tratos con clientes, por lo que buscan calidad en el menú.

En esta parte del curso vamos a hablar del **marketing alimentario,** las técnicas que se utilizan en comercio para atraer la atención de los consumidores y aumentar así las ventas. Conociendo las técnicas podremos tomar la decisión correcta a la hora de adquirir un Alimento.

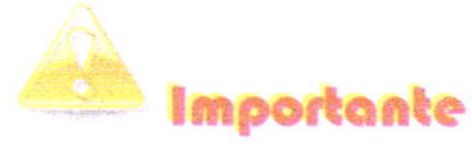

Vamos a hablar de los **trucos que se suelen utilizar en publicidad para motivar la compra** o elección de productos, debemos saber que en los supermercados y tiendas de abastecimiento se sirven de todos los trucos posibles para que el producto nos genere necesidad y lo compremos. El orden, el lugar que ocupan en las estanterías, los colores, la música, la distribución de los pasillos, el aire acondicionado, etc. Todo está perfectamente pensado para propiciar que el cliente compre exactamente lo que prefieren en el comercio.

Empezaremos a repasar un poco los trucos que utiliza la publicidad para motivar la compra de un producto, y a continuación, las estrategias de los supermercados para que el cliente tome la decisión de compra lo que más les beneficia.

Las estrategias en publicidad son muy importantes para conocer cómo utilizan nuestras apetencias y sensaciones con el fin de convencernos para que compremos un producto concreto.

La **publicidad** tiene un propósito económico en el que toma una posición para convencer a los consumidores de lo bueno que el producto nos ofrece. La información que presenta la publicidad y las estrategias que utiliza para lanzar sus mensajes, pretende atraer al público para que compre un producto determinado, por tanto, tiene un objetivo claramente comercial y económico.

Un buen anuncio debe crear la necesidad de consumir un artículo, que generalmente no es necesario y a veces incluso no es saludable, y además tiene que influir en el consumidor para que éste tome la decisión de comprar la marca o el producto concreto, y no otro semejante.

Los **medios** que utilizan la publicidad para hacer atractivo los productos son:

- La imagen.
- El color.
- El sonido.
- Las palabras.

Estos medios deben ser utilizados de forma repetitiva para que el consumidor vea el producto y recuerde el anuncio que le incitará para la compra. Si no se repite, no queda en la memoria del consumidor y no es efectivo. Por eso, la repetición es otra de las herramientas fundamentales en publicidad.

La **imagen** es muy importante en un anuncio. Será diferente según el público al que vaya dirigido el anuncio, por lo que establecerá según se dirija a niños, jóvenes, mujeres, hombres, ancianos, etc.

En cada caso se recurre a una imagen concreta con capacidad de captar la atención y persuadir a un público determinado de que ese es el producto ideal para ser consumido.

El **color** en publicidad se utiliza con un fin según lo que se pretenda transmitir. El color se usa como una estrategia más de publicidad, nunca aparece un color por casualidad. Por ejemplo:

- El **rojo** es agresivo, seductor, pasional.
- El **negro** sugiere misterio, magia, noche, elegancia, poder.
- El **azul** es un color relajante, sereno, grandioso, fiable.
- El **blanco** la pureza, salud, bienestar.
- El **amarillo** es un color alegre, feliz, placentero.
- El **verde** es el color de la esperanza, la naturaleza.

La **música** y el eslogan, que todo el mundo repita una canción o un eslogan es un éxito publicitario, y si se acompaña de una música pegadiza que ayude a relacionar el producto con ella, mejor todavía. En general los eslóganes de publicidad suelen ser frases cortas e ingeniosas que utilizan con frecuencia recursos lingüísticos, como juegos de palabras, metáforas, etc. y en general suelen ir destinados a aumentar los deseos e ideales del público.

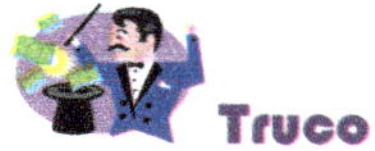

Truco

Muchas veces creemos que, por el simple hecho de salir anunciado en televisión, un producto tiene las propiedades que nos dicen, pero debemos ser conscientes de que nos informan solo de lo que quieren que sepamos, y hay muchas cosas que callan, lo cual nos puede llevar a confusión.

Por ejemplo, *¿cómo es posible que un agua de una marca concreta adelgace o tenga mejores nutrientes que otra?* Evidentemente si se bebe más agua, de cualquier marca, se orina más y se depura mejor el organismo, pero lo que está claro es que para adelgazar es preciso seguir una dieta hipocalórica y hacer ejercicio físico. Por supuesto, con solo beber esa agua no se adelgaza, pero esto también ocurre con productos llamados Light, que dan la sensación en publicidad de que se puede consumir toda la cantidad que se quiera de ellos, y debemos leer muy bien la etiqueta para no confundirnos, pues solo tendrán este efecto si se consumen de forma controlada, pero no en cantidades masivas, como muchas veces da a entender la publicidad.

El **olor** también es un factor determinante. Por ejemplo, hay establecimientos que tienen un olor característico porque difunden en el ambiente siempre el mismo perfume, y eso le da una entidad propia que el consumidor reconoce rápidamente. Asimismo, un horno de pan en un supermercado, del que se desprenden aromas de pan recién hecho y pasteles apetecibles, será determinante para atraer al cliente. Al igual que un restaurante que huele a comida casera.

La **disposición de los pasillos,** que sean largos y sin elementos que dificulten andar por él hace que el comprador tenga que desplazarse por él desde el principio hasta el final, lo que le obliga a pasar por delante de todos los productos. Los pasillos deben ser estrechos para que el cliente vea los dos lados a medida que va pasando por ellos. Generalmente se colocan a la derecha los productos que suponen una mayor ganancia para el comerciante, ya que los clientes suelen mirar más a la derecha que a la izquierda. En la izquierda se colocan los productos necesarios, que siempre son consumidos.

La **colocación de los productos** en las estanterías también es importante. En general los artículos de primera necesidad están más escondidos que los que no lo son, como las golosinas o las comidas más grasas, además los alimentos que están colocados en la parte de abajo son los más necesarios en las alimentación diaria, los productos que son más de capricho y menos de primera necesidad están situados más a la altura de la vista del consumidor. Se ha demostrado que los artículos que se encuentran en las estanterías a nivel de los ojos aumentan sus ventas en más de un 75%, mientras que, si se bajan a las estanterías que están a nivel de las manos, pierden un 20% de las ganancias que se obtendrían poniéndolos a nivel de los ojos. Pero si se colocan a nivel del suelo, se consumen un 40% menos que si están a nivel de los ojos.

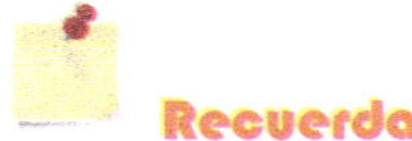

Recuerda

También tendremos en cuenta que los artículos en oferta se sitúan con frecuencia en el extremo de las estanterías para obligar al cliente a recorrer todos los productos de ese tipo, hasta llegar a él.

Los rótulos, las cifras de las ofertas, el color utilizado para los rótulos, la megafonía o una iluminación especial, también son importantes a la hora de la decisión de compra. El amarillo se utiliza para presentar novedades, el rojo y el azul cielo se utilizan para dar sensación de ternura, por ejemplo, en la confitería, y los precios acabados en 5 y 9 son más atractivos para el comprador.

1.6. Categorización de los segmentos de mercado y oferta dietética

La **segmentación de mercado gastronómico** podemos definirla como el proceso de dividir el mercado en varios subconjuntos de consumidores que buscan necesidades o características comunes, esta estrategia de segmentación beneficia tanto al consumidor como al empresario.

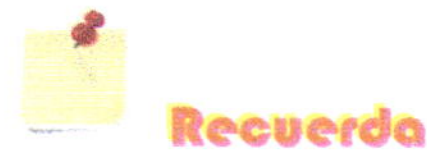

Estos estudios de segmentación ayudan a descubrir las necesidades de los clientes y así poder ofrecer los servicios de una forma más especializada.

Podemos distinguir **puntos de segmentación:**

- **Segmentación geográfica:** Se divide por localidades, algunos estudios demuestran que las personas que viven en una misma localidad suelen tener gustos y necesidades gastronómicas similares, por ejemplo, en sitios de playa es normal que abunde el consumo de pescado.
- **Segmentación psicográfica:** Se divide en consumidores según su estilo de vida, actitudes, intereses y opiniones.
- **Segmentación demográfica:** Se divide en grupos con características demográficas como la edad, sexo, núcleo familiar, ingresos, ocupación, religión o nacionalidad.
- **Segmentación socio-económica:** Se divide en grupos que tienen en común factores como educación, ocupación, ingresos y clases sociales.

En la actualidad, aparecen nuevos segmentos de mercado en la industria alimentaria, como es el caso de los alimentos *healthy* y la comida rápida, esto ocurre porque cada vez más personas trabajan fuera de casa y por ello tienen menos tiempo para cocinar, esto hace que el uso de comida rápida haya aumentado. También existe en la actualidad una preocupación por cambiar hábitos a mejor, esto en parte es por lo que hemos comentado antes del abuso de los establecimientos de comida rápida, esto está generando un interés a conocer los alimentos que consumimos y buscar opciones más saludables a la hora de comer fuera de casa, por ello ha aumentado los restaurantes que ofrecen platos sanos en su menú.

2. Realización de dietas saludables para diferentes colectivos

Realizar dietas saludables para diferentes colectivos implica adaptar las recomendaciones nutricionales a las necesidades específicas de cada grupo. Estas adaptaciones tienen en cuenta factores como la edad, el género, el nivel de actividad física, las condiciones de salud y las preferencias culturales. A continuación, se detalla cómo diseñar dietas saludables para varios colectivos clave.

2.1. Identificación de los diferentes tipos de dietas y menús

Estos **estudios de segmentación** ayudan a descubrir las necesidades de los clientes y así poder ofrecer los servicios de una forma más especializada.

A la hora de elaborar un menú, ya sea en casa o para un restaurante hay que tener en cuenta varios **factores:**

- Posibilidad de adquirir los ingredientes necesarios (por ejemplo, fuera de temporada o comida étnica).
- Precio de los alimentos.
- Conseguir un menú equilibrado.
- Cambio de recetas y alimentos dependiendo de la estación y el clima, normalmente cuando hace calor apetecen más ensaladas y sopas frías, esto va unido a los alimentos de temporada que suelen estar relacionados con la estación.
- Variedad en el menú, no abusar de un mismo alimento para varios platos ya que sería posible que se repitiera en un primer y segundo plato.
- No abusar del mismo tipo de cocinado, no todo frito ni todo a la plancha.
- Combinar todos los grupos de alimentos, hidratos, proteínas y grasas saludables para hacer platos completos y equilibrados.

Los **establecimientos de hostelería** suelen tener una "carta" donde el cliente puede consultar cuál es la base de su oferta. Este tipo de elementos permite al cliente conocer qué tipo de comida podrá consumir en el mismo.

En estas cartas deben aparecer **señalados los precios que se aplican a cada producto,** de manera que el cliente sepa sin lugar a dudas el precio del producto que quiere consumir.

Este tipo de cartas suelen diseñarse como medio de comunicación de la empresa, por lo que siempre debe intentarse que mantenga unos elementos visuales acordes con el resto de los elementos del restaurante, cafetería o bar. Tiene poco sentido tener un restaurante muy cuidado estéticamente y que la carta se presente en una hoja escrita por el servicio de cocina.

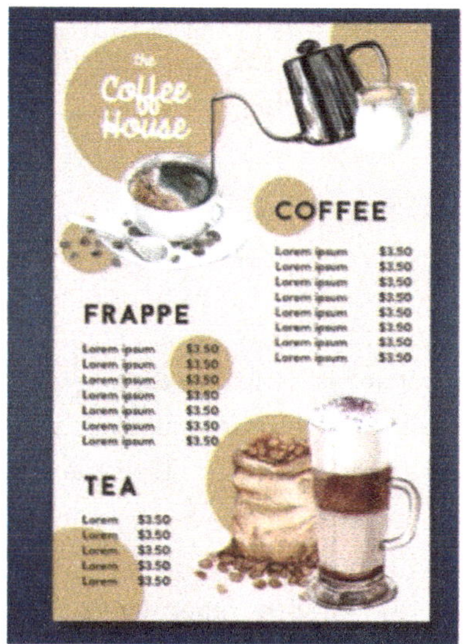

Fig. 9. Ejemplo de carta de una cafetería

Por otro lado, los platos fuera de carta son aquellos que los servicios de restauración ofrecen de manera excepcional a los clientes y suelen estar expuestos en tablones y sitios visibles para el cliente de mesa y barra.

- **Elaboración del menú:** Cuando decimos que estamos elaborando un menú adecuado nos referimos a que, en base a las necesidades nutricionales de esa persona, estamos diseñando un menú que se asegura de cubrir todas ellas. Por tanto, para desarrollar un menú adecuado es necesario en primer lugar tener en cuenta a quién va dirigido y cuáles son sus necesidades de macronutrientes.

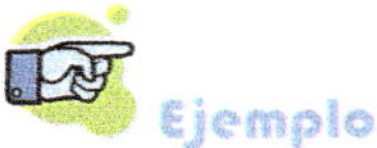

Por ejemplo, no es lo mismo crear un menú adecuado para una persona de 80 años con una vida sedentaria y ciertas enfermedades como pueden ser el colesterol, a preparar un menú para un comedor infantil.

También hemos visto la cantidad de energía que nos dan los macronutrientes. Ahora vamos a ver la proporción en kcal de esos macronutrientes para que sea un menú equilibrado, esta proporción es la siguiente:

- o **Hidratos de carbono:** 55%.
- o **Proteínas:** 15%.
- o **Grasas:** 30%.

Además de guardar estas proporciones, hay que tener en cuenta que no toda la energía puede ser consumida por el cuerpo en la misma ingesta, sino que ésta debe repartirse en diferentes comidas a lo largo del día que den respuesta a las necesidades orgánicas.

Aunque como siempre venimos señalando todo es orientativo y hay que adecuarlos a las necesidades individuales, se pueden tener las siguientes **proporciones como referencia del reparto que se puede realizar:**

- o **Desayuno:** 25% de la energía.
- o **Comida:** 30-40% de la energía.
- o **Merienda:** 10-15% de la energía.
- o **Cena:** 20-30% del total de la energía.

2.2. Explicación de dietas para niños y adolescentes

A la hora de elaborar un menú, ya sea en casa o para un restaurante **hay que tener en cuenta varios factores:**

- Posibilidad de adquirir los ingredientes necesarios (por ejemplo, fuera de temporada o comida étnica).
- Precio de los alimentos.
- Conseguir un menú equilibrado.
- Cambio de recetas y alimentos dependiendo de la estación y el clima, normalmente cuando hace calor apetecen más ensaladas y sopas frías, esto va unido a los alimentos de temporada que suelen estar relacionados con la estación.
- Variedad en el menú, no abusar de un mismo alimento para varios platos ya que sería posible que se repitiera en un primer y segundo plato.
- No abusar del mismo tipo de cocinado, no todo frito ni todo a la plancha.
- Combinar todos los grupos de alimentos, hidratos, proteínas y grasas saludables para hacer platos completos y equilibrados.
- Educación en cuanto a cocina y preparado de alimentos.
- Aprovechamiento de los alimentos por el organismo.
- Manejo higiénico de los alimentos.
- Saneamiento ambiental.

Cuando decimos que estamos elaborando un menú adecuado nos referimos a que, en base a las necesidades nutricionales de esa persona, estamos diseñando un menú que se asegura de cubrir todas ellas. Por tanto, para desarrollar un menú adecuado es necesario en primer lugar tener en cuenta a quién va dirigido y cuáles son sus necesidades de macronutrientes.

Por ejemplo, no es lo mismo crear un menú adecuado para una persona de 80 años con una vida sedentaria y ciertas enfermedades como pueden ser el colesterol, a preparar un menú para un comedor infantil.

Aunque como siempre venimos señalando todo es orientativo y hay que adecuarlos a las necesidades individuales, se pueden tener las siguientes **proporciones como referencia del reparto** que se puede realizar:

- o **Desayuno:** 25% de la energía.
- o **Comida:** 30-40% de la energía.
- o **Merienda:** 10-15% de la energía.
- o **Cena:** 20-30% del total de la energía.

La alimentación del niño desde que nace hasta que llega a la adolescencia determinará su estado de salud, por ello, hacemos hincapié en llevar una buena alimentación para obtener una buena nutrición.

Hay que **diferenciar cada etapa del niño según su edad** ya que el gasto energético no es el mismo y sus necesidades tampoco, vamos a resumir las etapas:

- **Recién nacido – 6 meses:** Lactante exclusivo, en esta etapa los bebés solo toman leche, podemos diferenciar entre leche materna, leche de fórmula adaptada a su edad, o vegetal (soja, arroz...).
- **6 meses – 3 años:** El sistema digestivo del niño ya está preparado para nuevos alimentos y comenzamos con la alimentación complementaria. En esta etapa los niños necesitan más aporte de nutrientes como vitamina D, hierro y calcio. También debemos tener en cuenta que deben seguir tomando leche (unos 2 vasos al día) ya que esto es alimentación complementaria a la leche. Hay que tener especial cuidado con los alimentos que producen más alergias como el pescado azul o ciertas verduras como la espinaca o el brócoli, debemos introducirlos solos y en poca cantidad para ver su asimilación.
- **4 años – Adolescencia:** Esta etapa es muy amplia ya que por lo general el sistema digestivo ya está preparado para asimilar todos los grupos de alimentos y el niño debería comer lo mismo que el resto de la familia, sobre todo porque cuando son pequeños todo lo hacen por imitación, es por eso que es tan importante que en casa haya una buena alimentación y unos buenos hábitos de vida saludable.

En esta etapa hay que reforzar los nutrientes ya que es los niños suelen tener más gasto energético, sobre todo en edad escolar y a la hora de practicar ejercicio, en este caso se adaptará la dieta reforzando los hidratos y proteínas y añadiendo una grasa saludable para aumentar la energía. Intentar en la medida de lo posible evitar el azúcar refinado, los alimentos precocinados y la bollería industrial que solo aportan calorías que no nutren.

A. La alimentación en los comedores escolares

La **dieta** en los comedores escolares debe ser equilibrada y completa, supervisada por un especialista y adaptada en caso de ser necesario a posibles alergias o patología de los niños.

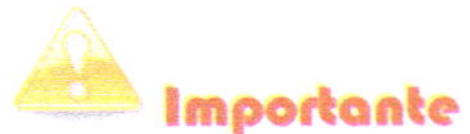

Es importante que la comida sea apetecible para que los niños coman todos los grupos de alimentos sin dejar nada en el plato, evitando así que coman por antojo.

Tendremos en cuenta que el menú escolar debe estar en perfectas condiciones higiénicas y estar equilibrados nutricionalmente.

La energía que aporta el menú debe ser, al menos, de un 30-35% de las calorías que debe ingerir el niño en el día. La dieta se basará en la pirámide de alimentos y en la dieta mediterránea.

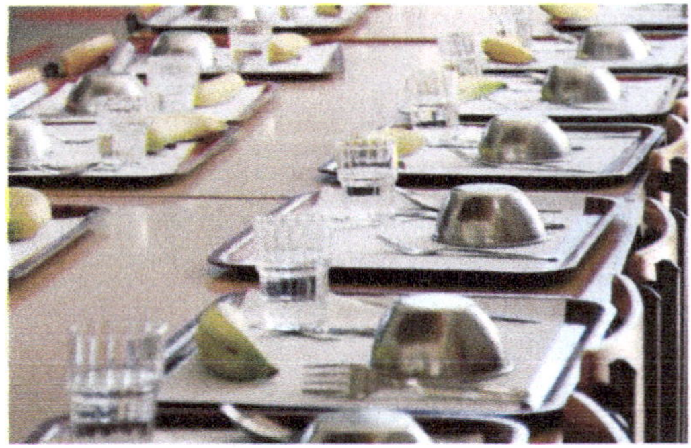

Fig. 10. En los comedores escolares debe primar la fruta como postre

Se **alternan primeros platos** como legumbres, arroz, pasta, patata y verduras, **con segundos platos** dónde tomarán la proteína como carnes, pescados o huevos y el postre en los que se incluyen fruta y lácteos.

La combinación de primero y segundo plato será equilibrada para que la comida no resulte demasiado ligera, ni demasiado pesada.

Ajustándose a las calorías que debe aportar esa comida del día (30 a 35%).

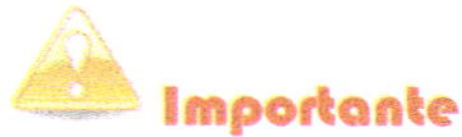

Importante

Es importante que el ambiente en el comedor escolar sea relajado y distendido para favorecer las relaciones sociales y crear hábitos saludables mientras se come.

Los padres deben saber el menú que toman sus hijos para que las cenas en casa puedan ser complementarias a lo que han comido en el comedor escolar. (si comen carne, cenarán pescado o huevo).

- **Adolescencia:** En esta etapa se producen grandes cambios en el niño, estos cambios no solo son de carácter físico, sino también sexuales y psicológicos por lo que es de vital importancia que no le falten nutrientes esenciales que puedan llegar a generar alguna patología como ansiedad o depresión.

Al aumentar de tamaño y aumentar su masa grasa y muscular el gasto energético es mayor y necesitan no solo más nutrientes sino más cantidad por lo que suele aumentar bastante el apetito, por ello hay que vigilar la calidad de los alimentos que ingerimos.

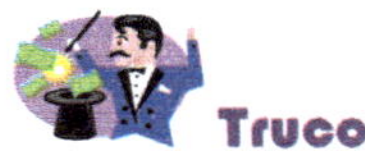

En esta etapa son más influenciables por su entorno por lo que es necesario controlar que esté bien alimentado, esto ayuda a que no falten ciertos micronutrientes (vitaminas y minerales) que atacan directamente al sistema nervioso causando ansiedad o depresión.

También es muy importante reforzar la autoestima ya que en la actualidad el cuerpo perfecto está muy distorsionado por la industria de la moda y la publicidad y está bastante alejado de la realidad que es que cada cuerpo, mientras esté saludable la talla no es tan importante.

Hay **pautas** que son beneficiosas para mantener una alimentación equilibrada:

- Comer en familia ayuda a la comunicación, además que los niños, que suelen actuar por imitación si los padres comen de forma saludable, el niño también lo hará.
- La dieta debe ser rica en pan, pastas, cereales, leche, frutas y verduras que aportan la energía, vitaminas y minerales necesarios para el organismo. Es recomendable consumir cinco raciones de frutas y verduras al día.
- Las fuentes de proteínas animales (carne, pescado y huevos) deben alternarse a lo largo de la semana, insistiendo en la importancia de consumir pescado, especialmente pescado azul, que, además de proteínas de gran calidad, aporta ácidos grasos insaturados.
- No ingerir demasiadas grasas, intentando reducir especialmente el consumo de grasas saturadas, presentes en tocino, manteca, embutidos, quesos curados y bollería industrial.
- No picar entre horas para evitar llegar a las comidas principales sin hambre.
- Beber agua cada día, un litro y medio mínimo.

- Hacer ejercicio físico para mejorar el metabolismo.

2.3. Planificación de la dieta en adultos

La dieta al llegar a edad adulta es la misma que utilizamos en la dieta de adolescencia, pero sin aumentar el aporte de nutrientes ya que no se necesitan para el crecimiento.

Es frecuente que se produzca un aumento de peso ya que la ingesta es la misma, pero en esta etapa suele existir menos gasto calórico.

En esta etapa también hay más rutina, ya que en la edad adulta lo normal es que pasemos más horas trabajando y sentados que haciendo ejercicio.

En la **edad adulta** se debe moderar el consumo de alimentos para no engordar ni cometer excesos que luego lamentaremos al llegar a la tercera edad, y cuando se coge peso, debemos intentar quitarlo cuando antes para no ir adaptando poco a poco nuestro cuerpo a un sobrepeso que, a la larga se convertirá en mayor si no lo controlamos. El principal parámetro para valorar si el aporte energético es el adecuado es el mantenimiento del peso dentro de los límites del peso saludable.

Hay cosas importantes que debemos tener en cuenta a la hora de **diseñar una dieta diaria para un grupo de personas** como, por ejemplo:

- El reparto equilibrado de las calorías que aporta cada nutriente a lo largo del día.
- El reparto de alimentos, energía y nutrientes en cada comida del día.
- Las necesidades para cada tipo de persona.

En el caso de las **mujeres adultas** también debemos distinguir en los cambios necesarios en épocas como el embarazo y la lactancia.

A. La alimentación en el embarazo

Durante el embarazo se producen cambios que condicionan un aumento de los requisitos nutricionales en la mujer ya que en esta etapa tiene que nutrir también al bebé. En el embarazo aumenta el volumen sanguíneo aumentando con ello la frecuencia cardiaca y la necesidad de oxígeno. También es más normal que disminuye la movilidad intestinal empeorando el estreñimiento, la acidez y gases.

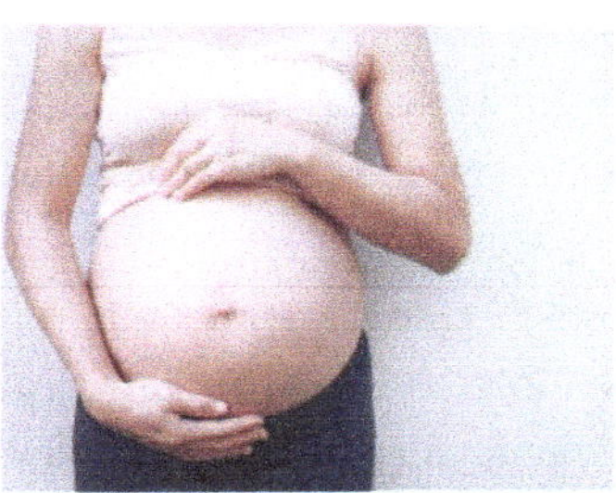

Fig. 11. La alimentación de las mujeres embarazadas nunca debe ser "comer por dos"

El mejor método para cubrir las necesidades de una embarazada es administrarle una dieta variada y equilibrada que se adapte a los cambios que se van produciendo en su organismo.

Las **necesidades energéticas** en el embarazo son las siguientes:

- Durante el primer trimestre se debe aumentar el aporte de energía entre 50 y 150 kcal/día.
- En el segundo y tercer trimestre, se aumentará entre 200 y 350 kcal/día en función de la actividad que realice la mujer.
- Las necesidades de proteínas aumentan a 1 gr de proteínas/Kg de peso/ día.

Se deben incluir al menos, tres raciones de pescado a la semana y no se comer carne cruda para prevenir la infección por toxoplasma.

Debe ingerir gran cantidad de **hidratos de carbono** que aportarán la energía necesaria para la madre y el bebé, la dieta debe ser rica en pan, cereales, pastas, arroz, legumbres...

Durante el embarazo se debe aumentar la **cantidad de calcio** ya que las necesidades de calcio también aumentan.

En caso de anemia, patología frecuente en el embarazo, se debe aumentar la ingesta de **hierro** en la dieta y en el caso que el médico lo recomendara tomar un aporte.

Es fundamental que la dieta sea lo más variada posible para garantizar el aporte suficiente de vitaminas y minerales.

Debido a los cambios en la motilidad intestinal, se recomienda preparar los alimentos de forma que sean fáciles de digerir, es necesario también aumentar el aporte de fibra tomando 5 raciones de frutas y verduras.

No abusar de la sal, condimentos picantes, grasas, azúcar, miel, ni de bebidas con cafeína. Hacer de **5 a 6 comidas diarias,** esto además de evitar bajadas de azúcar, evitarás las molestias típicas del embarazo como náuseas y mareos.

No pasar más de 3 horas sin tomar nada, debes evitar tener el estómago vacío para evitar justamente lo descrito anteriormente.

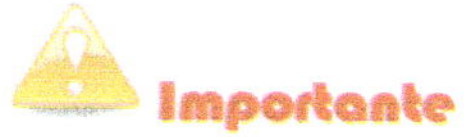

Cuidado con las infusiones, aunque muchos creen que las infusiones son algo inocuo no debemos olvidar que las infusiones son naturales, pero tienen principios activos y tienen su función, es aconsejable durante el embarazo tomar infusiones tipo *roiboos* que no contienen teína, el té, aunque natural ayuda a que el calcio y el hierro no se asimile por lo que es mejor olvidarlos y cambiarlos por otras infusiones sin teína.

Nunca saltarse el desayuno, cuando despertamos el cuerpo genera un cambio metabólico y hormonal importante por lo que tenemos que alimentarnos.

A la hora de cenar, debemos tener en cuenta que **en esta etapa el cansancio** es más **pronunciado,** por lo que se recomienda cenar temprano, para tener la digestión hecha cuando vamos a la cama y hacer cenas ligeras para evitar el reflujo y las malas digestiones.

Tanto en la comida como en la cena debemos incluir un plato de verduras y una proteína, como postre podemos elegir un lácteo, fruta o infusión sin teína.

A la hora de elegir las **verduras,** no abusar ni de las espinacas y acelgas por su contenido en nitratos y del tomate, que siempre es mejor tomarlo maduro.

A la hora de elegir **pescado,** no descuidar el pescado azul, rico en Omega 3 esencial para el embarazo, no abusar del marisco ni los crustáceos que son poco digeribles y ricos en colesterol. Optar por pescado congelado, más higiénico y con más controles. Cuidado con los pescados grandes como el salmón o el atún por su alto contenido en mercurio.

El **ácido fólico** es una vitamina esencial en el embarazo ya que nos ayuda en la formación del feto, construcción de células y evita la anemia. Lo encontramos en espárragos, cereales, cítricos, brócoli, levadura, guisantes, lentejas, lechuga, judías, pan, plátanos.

B. El embarazo y el peso

Para saber cuánto peso se debe coger en el embarazo debemos conocer el IMC (Índice de Masa Corporal) antes del embarazo, en base a esto podemos de una forma orientativa conocer los kilos que se puede subir en cada trimestre.

Para conocer tu **Índice de Masa Corporal**, tienes que dividir tu peso entre tu altura (en metros) al cuadrado.

- Si nuestro IMC era **bajo peso,** lo normal sería coger entre 12 y 18 kilos.
- Si nuestro IMC era **normal,** lo normal es coger entre 10 y 16 kilos.
- Si nuestro IMC era de **sobrepeso** lo normal es de 10 a 14 kilos.
- Si nuestro IMC era **obesidad** lo aconsejable es coger entre 7 y 11 kilos.
- En los embarazos múltiples lo normal es coger entre 15 y 23 kg.

C. Distribución del peso durante el embarazo

- **Primer trimestre:** No se sufren apenas cambios en cuanto a la subida de peso, se puede ver alterado si sufrimos vómitos. (Si se coge peso suelen ser aproximadamente 2 kg).

- **Segundo trimestre:** El cuerpo necesita más energía por lo que nos pide más azúcar y comer más cantidad y más veces, debemos aumentar la ingesta de alimentos ricos en ácido fólico, hierro y vitamina C. Tomar mucha agua y fibra para evitar los ardores, la acidez y el estreñimiento, para ello también comer o cenar tiempo antes de acostarnos y no de forma copiosa, si surgen ardores o malestar dormir con la espalda algo elevada (se suelen coger aproximadamente 5 kg).

- **Tercer trimestre:** No hay cambios muy notables en cuanto a los alimentos recomendados en el segundo trimestre, debemos seguir reforzando el ácido fólico, hierro y vitamina C, añadiendo alimentos ricos en antioxidantes para la recuperación después del parto, reforzar también el omega 3 para evitar estrés y depresión postparto. Aumentar el potasio para evitar calambres. Para conciliar bien el sueño puedes tomarte un vaso de leche templada o caliente, la leche contiene un analgésico natural llamado exorfina (aquí es donde el bebé coge todo el peso, se suelen coger unos 3 o 4 kg).

D. Alimentos y nutrientes necesarios en el embarazo y la lactancia

- **Alimentos ricos en potasio:** Soja en grano, leche de vaca desnatada, tomate triturado en conserva, pistachos, habas secas, guisantes, judías, higo, ciruela, perejil, almendra, garbanzos, lentejas, dátil, aguacate, nueces, piñones, castaña, champiñón, avellanas.

- **Alimentos ricos en hierro:** Hígado de pollo, habas, soja en granos, pistacho, garbanzos, lentejas, judías, cereales de desayuno, almendra, acelgas, ternera, huevo, pavo, cacahuete, nueces, aceitunas, atún, col de Bruselas.

- **Alimentos ricos en ácido fólico:** Hígado de pollo o de ternera, brotes de soja, espinacas, escarola, cacahuete, almendra, acelga, col, harina de trigo integral, yema, aguacate, avena.

- **Alimentos ricos en fibra:** Cereales integrales, harina de trigo integral, pan de trigo integral, calabaza, col, berenjena, escarola, apio, espinacas, garbanzos, judías, lentejas, aguacate, albaricoque, mandarina, manzana, fresa, naranja, uva pasa, almendras, pistacho.

E. Alimentación durante la lactancia

En la **lactancia materna** se necesita un mayor aporte energético y de nutrientes para la madre que debe llevarse a cabo para el equilibrio del organismo.

El **volumen de leche** con la madre alimenta al bebé está directamente relacionada con la frecuencia de las tomas de su hijo y el vaciado del pecho, así como de otros factores individuales de la mujer. La composición de la leche sí que está condicionada por la alimentación de la madre. Los ácidos grasos, minerales y vitaminas pueden ser deficitarios si la alimentación de la madre no es equilibrada en estos nutrientes.

La **energía** que debe aportar la dieta a una madre lactante debe aumentar en 500 kcal/día. Es preferible que no intente bajar peso durante la lactancia, pero si lo pretende, debe consultarlo con su médico, pues durante este proceso de lactancia, la mujer pierde grasa corporal, sin reducir el aporte calórico.

También se recomienda aumentar el aporte de proteínas. Es aconsejable aumentar las raciones de proteínas en la dieta.

Respecto al **consumo de grasas** es importante que asegure el aporte de ácidos grasos esenciales y por eso consumirá grasas de forma equilibrada (30% de la energía total de la dieta), siempre teniendo en cuenta que la proporción de grasas saturadas deberá ser inferior al 10% y la cantidad de colesterol menor de 300 mg.

También durante la lactancia aumentan las necesidades de calcio, así como en el embarazo y si no se toma el suficiente el organismo recurrirá al calcio de los huesos lo que puede generar **descalcificación.** Deberá tomar un litro de leche al día que le es preferible la leche semidesnatada que aporta el Calcio necesario, pero contiene menos grasa.

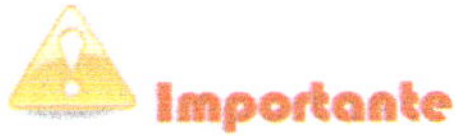

Asimismo, las **necesidades de hierro** son mayores, por lo que una dieta equilibrada tiene que tener suficiente cantidad de Hierro para evitar la anemia, tan común en la etapa de lactancia. También es importante para evitar la anemia el aporte de vitaminas, como la vitamina C que ayuda a fijar el hierro en el cuerpo. Por eso es importante añadir fruta y verdura y la dieta.

Para evitar digestiones pesadas y las comidas abundantes, se recomienda repartir las comidas en varias tomas.

Es importante **beber mucha agua** para compensar la que se utiliza en la formación de la leche, que puede suponer casi un litro al día.

Una vez hemos repasado la dieta en distintas etapas de la persona adulta vamos a hablar ahora de una de las dietas más equilibradas y mejor valoradas por Médicos, Nutricionistas y por la Organización Mundial de la Salud (OMS), la Dieta Mediterránea.

La dieta mediterránea es una dieta equilibrada, que podemos llevar durante toda la vida, aportando alimentos que previenen las enfermedades cardiovasculares, el estreñimiento, el cáncer de colon y la obesidad.

La dieta mediterránea se caracteriza también por su frugalidad, ya que se consumen raciones moderadas de alimentos y de esta manera, previene la obesidad. Aunque debemos tener en cuenta las necesidades energéticas de cada individuo, pues si lleva una vida sedentaria, deberá ingerir menos cantidad de alimentos que cuando la actividad física es intensa.

2.4. Planificación de dietas para la tercera edad

Las **necesidades energéticas** en la tercera edad cambian de forma radical ya que el gasto energético también es distinto, hay varios factores a tener en cuenta en la Alimentación en la vejez:

- En la vejez se puede producir una pérdida de apetito.
- Si la persona vive sola y sufre alguna enfermedad.
- Problemas en la masticación por pérdida de piezas dentales o dentadura en mal estado. Enfermedades que imposibiliten una correcta alimentación, como el alzhéimer, cáncer, problemas gástricos, párkinson…
- Falta de recursos económicos.

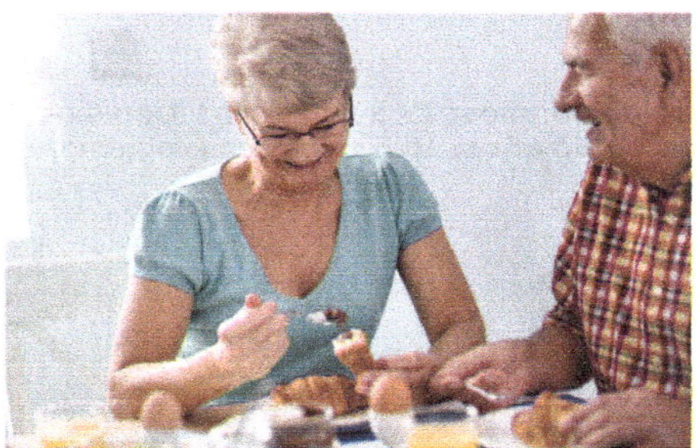

Fig. 12. Durante la tercera edad hay muchos factores que afectan a las necesidades nutricionales

En el **envejecimiento** disminuye el requerimiento de energía en un 10-20%. Por medio de la ecuación de Harris- Benedict o la ecuación de la OMS, que tienen en cuenta la edad, el sexo y la actividad física, podemos hacer un cálculo de las calorías necesarias para las personas de esta edad.

Importante

Fórmula de **Harris-Benedict** para calcular el gasto energético basal:
- **Varones:** 66,5 + (13,7 x peso en kg) + (5 x talla en cm) – (6,8 x edad).
- **Mujeres:** 65,5 + (9,6 x peso en kg) + (1,7 x talla en cm) – (4,7 x edad).

A la energía que se obtenga, se debe sumar un factor de actividad física que si camina será de 20% y otro factor de estrés, si sufre algún episodio agudo de enfermedad, que supondrá un 15 o 20% más.

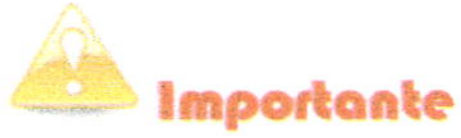

Importante

Fórmula de la OMS:
- **Varones mayores de 60 años:** 13,5 x peso en kilogramos + 487.
- **Mujeres mayores de 60 años:** 10,5 x peso en kilogramos+596.

Se recomienda una dieta que contenga todos los grupos de alimentos, recalcando la importancia del aporte de 1 gr de proteínas por Kg de peso al día, siempre que suponga un 12-15 % de la energía total que aporta la dieta, y también de suficiente cantidad de agua, pues en esta etapa de la vida el riesgo de deshidratación es alto si no se ingresa en cantidades adecuadas.

A. Recomendaciones dietéticas

En caso de sufrir pérdida de apetito, se recomienda hacer varias ingestas al día en raciones pequeñas, comer alimentos que le gusten y sean fáciles de masticar, hacer comidas variadas para evitar el aburrimiento, beber suficiente cantidad de líquidos, caminar todos los días, evitar el estreñimiento, mantener las relaciones sociales y no aislarse de los demás.

Cuando hay dificultades para masticar, ablandar los alimentos cocinándolos más tiempo y, si no se ablandan, triturarlos y añadirles leche o quesitos para hacerlos más nutritivos y líquidos. Evitar, en la medida de lo posible comer de forma tumbados, ya que pueden producirse atragantamientos.

2.5. Identificación de las dietas alternativas. Dietas vegetarianas, macrobióticas, disociadas

Hay muchos tipos de dietas, cuando no estamos hablando de dietas médicas y nos referimos a dietas para elaborar un menú para un restaurante podemos diferenciar entre varias alternativas, como, por ejemplo:

- **Dietas vegetarianas:** antes de hablar del menú vegetariano es necesario explicar un poco qué es ser vegetariano y la diferencia entre vegetariano y vegano, ya que son términos que están relacionados pero que no significan lo mismo.

  El vegano es aquella persona que no consume ningún alimento o producto de origen animal. Es un estilo de vida que no se refiere solo a la alimentación sino al uso de telas y otros materiales. Por ejemplo, no usan lana, ni nada en lo que un animal haya sido utilizado de alguna forma. En este caso estas personas utilizan las proteínas de origen vegetal.

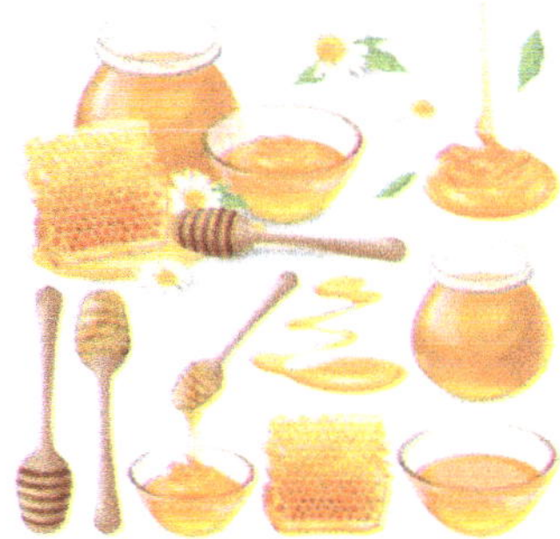

Fig. 13. Las personas veganas tampoco consumen miel ni ningún tipo de producto relacionado con ella como puede ser el polen

La persona vegetariana no es tan estricta en este tema, aunque hay que diferenciar entre varios **tipos de vegetarianos:**

- **Ovovegetarianos:** Toman huevos.
- **Lacteovegetarianos:** Toman lácteos.
- **Ovolacteovegetarianos:** Toman huevo y lácteos.
- **Apivegetarianos:** Toman miel.

A veces no solo es cuestión de conciencia por lo que alguien elige hacerse vegetariano, influye también el entorno más cercano. Cada vez hay más niños que crecen siendo vegetarianos ya que su familia lo es. También puede ser una decisión tomada por cuestiones de religión o enfermedades.

En cuanto al menú, es igual que el de una persona que no sea vegetariana, la única diferencia es que sus proteínas son de origen vegetal, utilizando para ello más legumbres, soja y semillas, cierto es que hay menos variedad en la dieta, pero cada vez hay más recetas. Es importante que cuando hay alimentos que se quitan de la dieta se lleven controles periódicos para evitar carencias de nutrientes y si fuera necesario solicitar al médico un aporte de vitaminas para completar la dieta.

- **Dietas macrobióticas:** la alimentación macrobiótica se basa en la filosofía del Yin y el Yang, según la cual toda cosa está equilibrada por estas dos fuerzas en una proporción equilibrada.

Según esta filosofía el equilibrio del organismo humano sería de 5 Yin (representado por el sodio) por un Yang (representado por el potasio) en la composición sanguínea. Por lo tanto, el principio de esta alimentación sería ingerir alimentos que respeten esta proporción para que se cumpla este equilibrio.

Este equilibrio, según la macrobiótica se consigue tras la descomposición que se produce del alimento a través de la digestión. Así pues, los alimentos se clasifican según su composición en Yin o Yang, con ello esta filosofía pretende general conciencia en los alimentos que tomamos.

Por otra parte, también quiere atraer la atención sobre el siguiente hecho: igual que cuando se bebe mucho alcohol el pensamiento o juicio se ve trastornado, cualquier otra sustancia introducida en el organismo producirá el mismo efecto; así, el consumo usual de ciertos alimentos estimularía angustias, otra agresividad, otros agudizarían la capacidad de concentración, otros la debilitarían, etc.

Para empezar con este tipo de alimentación debemos tener en cuenta varios aspectos:
o Comer solo lo necesario y cuando existe sensación de hambre.
o Tomar alimentos que proceda de la región y de temporada.
o Evitar tomar demasiadas cosas extremadamente Yin para mejorar el sistema nervioso autónomo y el sistema inmunitario.
o Tomar alimentos lo menos manipulados posibles (mejor integrales, ecológicos, sin químicos…).
o Masticar cada bocado con consciencia, para no comer por comer.

- **Alimentos según la dieta macrobiótica:**
  o **Cereales integrales:** Según la macrobiótica, la base de una alimentación justa la constituyen los cereales, ya que su equilibrio Yin Yang sería el que más se aproxima al de nuestro organismo, si no es grano integral significa que lo han refinado por lo que ya no es natural y está desequilibrado.
  o **Verduras y Productos animales:** Desde el punto de vista de una dieta macrobiótica, como hemos comentado anteriormente, buscamos el equilibrio entre el Yin y el Yang, muchas personas que realizan una dieta macrobiótica añaden más verduras porque es más fácil que no estén tratadas en exceso, en cuanto a esto, lo ideal es tomar en primer lugar aquellas verduras que crecen bajo la tierra.

La dieta macrobiótica no es vegetariana, lo único que tiene en cuenta es la pureza del alimento, es decir que sea lo más natural posible. En el caso de los animales lo que se debe tener en cuenta es que el animal no esté hormonado y esté criado en libertad. Se deben considerar las proporciones de comida debido a que en este tipo de alimentación esta es la clave. Otra forma de llamar este tipo de alimentación es la dieta de las proporciones en la que se tiene en cuenta el yin y el yang para ingerir los alimentos.

- o **Otros alimentos:** Legumbres, frutos secos, alimentos fermentados, algas, frutas de la estación. Estos grupos son los adecuados para conseguir el equilibrio necesario para la dieta macrobiótica.

- **Alimentos que hay que tomar con menor frecuencia:**
  - o **Yin:** Chocolate, azúcar, frutas tropicales, lácteos, queso fresco, alcohol, aditivos y conservantes.
  - o **Yang:** Sal, huevo, carne y embutidos, queso curado, fritos. Estos alimentos deben compensarse con los anteriormente descritos para conseguir el equilibrio entre el Yin y el Yang.

- **Dietas disociadas:** Las dietas disociadas se basan en la división de los alimentos según al grupo al que pertenecen, así distinguimos:
  - o **Proteínas:** Carne, pescado, huevo, lácteos.
  - o **Hidratos de carbono:** Pan, arroz, pasta, patata y legumbres.

Esta división se realiza para lograr un mejor aprovechamiento de todos los nutrientes y un sobreesfuerzo del metabolismo utilizando más grasa por lo que ayuda a perder peso.

La dieta disociada tiene como finalidad separar y no mezclar en la misma comida las proteínas con los hidratos de carbono.

Grupos de alimentos:

1. Frutas ácidas: naranja, limón, mandarina, tomate, pomelo.
2. Frutas semiácidas: albaricoque, cereza, higo, kiwi, melocotón, piña, sandía, uva, manzana, fresas.
3. Frutas dulces: pasas, ciruelas, higos.

4. Frutos grasos y frutos secos: aguacate, almendra, cacahuete, pistachos, nueces, coco, sésamo.

5. Cereales: trigo, arroz, avena, maíz y derivados.

6. Legumbres: guisantes, judías, lentejas, soja, brotes, garbanzos.

7. Hortalizas: Alcachofas, calabacín, zanahoria, calabaza, berenjena, pimiento.

8. Féculas: castaña, patata, plátano, boniato.

9. Verduras: espárrago, espinaca, lechuga, champiñones, setas, brócoli, escarola, coliflor, acelgas.

10. Ajos de cebolla.

11. Huevos.

12. Leche y derivados.

13. Mantequilla y margarina.

14. Quesos.

15. Carnes, pescados y mariscos.

Para poder organizar el menú podemos fijarnos en el siguiente cuadro, buscamos el número en la lista y el número al que pertenece en la lista de arriba y luego el siguiente alimento según su número en la lista de la izquierda, comprobamos si es se pueden mezclar en la dieta, para ello nos fijamos en lo que pone en el recuadro.

	1	2	3	4	5	6	7	8	9	10	11	12	13	14	15
1	SI	SI	NO	NO	NO	NO	NO	NO	NO	SI	SI	NO	NO	NO	NO
2	SI	SI	SI	SI	SI	SI	SI	SI	NO	NO	SI	SI	NO	SI	NO
3	NO	SI	SI	SI	SI	NO	NO	SI	NO	SI	SI	NO	SI	NO	NO
4	NO	SI	SI	SI	SI	SI	SI	SI	SI	SI	SI	NO	SI	NO	SI
5	NO	SI	SI	SI	SI	SI	SI	NO	SI	SI	SI	SI	SI	SI	NO
6	NO	SI	SI	SI	SI	SI	SI	NO	SI	SI	NO	SI	SI	SI	SI
7	NO	SI	NO	SI	SI	SI	SI	SI	SI	SI	SI	NO	SI	SI	SI
8	NO	SI	SI	SI	NO	NO	SI	SI	SI	SI	SI	SI	SI	SI	NO
9	NO	NO	NO	SI	SI	SI	SI	SI	SI	SI	SI	NO	SI	SI	SI
10	SI	NO	SI	SI	SI	SI	SI	SI	SI	SI	SI	NO	NO	NO	SI
11	SI	SI	SI	SI	SI	NO	SI	SI	SI	SI	SI	SI	SI	NO	SI
12	NO	SI	NO	NO	SI	SI	NO	SI	NO	NO	SI	SI	SI	SI	NO
13	NO	SI	SI	SI	SI	SI	SI	SI	SI	NO	SI	SI	SI	SI	NO
14	NO	SI	NO	NO	SI	SI	SI	SI	SI	NO	NO	SI	SI	SI	NO
15	NO	NO	NO	SI	NO	SI	SI	NO	SI	SI	SI	NO	NO	NO	SI

Fig. 14. Tabla de combinación de alimentos

Las **dietas disociadas** son muy utilizadas para perder peso ya que este tipo de dieta ayuda a aumentar el metabolismo quemando más grasas, lo que es importante recalcar es que no es una dieta para llevar a largo plazo ya que no es equilibrada y carece de ciertos nutrientes.

2.6. Integración de dietas y planificación de menús para colectivos específicos

Cuando existen necesidades específicas que deben mantener una dieta diferente se debe conocer las pautas necesarias para que esa dieta sea equilibrada y puede mejorar o estabilizar la patología. Dentro de la nutrición podemos encontrar muchos colectivos específicos que necesitan de dietas específicas, entre ellos destacamos:

A. Alimentos y dieta para intolerantes al gluten

La **celiaquía** o enfermedad celíaca es una enfermedad que daña el intestino delgado, por ello, no se absorben de forma adecuada algunos de los nutrientes del alimento como pueden ser las vitaminas y/o los minerales, los pacientes celiacos no toleran una proteína llamada gluten, dicha proteína está presente en los cereales como el trigo, el centeno, la avena o la cebada), esta proteína ayuda a dar elasticidad a las masas por eso es muy utilizada en panadería y repostería.

Las personas que padecen la enfermedad celíaca no toleran los alimentos que contienen gluten por lo que tras su ingesta suelen padecer unos cuadros de diarrea abundante, dolores abdominales y pérdida de sales minerales como hierro, calcio y ácido fólico y vitaminas entre las que destacamos la vitamina A, D y E, por todo esto la persona que sufre esta dolencia nota una pérdida de peso acompañada de una pérdida significativa de energía y malestar.

Para determinar si sufrimos de celiaquía debemos ir al médico y a través de unas pruebas podrán diagnosticarlo, para que se produzca la enfermedad deben dar positivo al menos 3 pruebas, entre las que podemos encontrar:

- **Estudio de síntomas:** Estudio de síntomas, dolor abdominal después de la ingesta de algún alimento con gluten, inflamación de la barriga, en niños el bajo peso es un síntoma, la diarrea y los vómitos cuando comemos gluten y el dolor de cabeza.
- **Analítica de sangre:** Analítica de sangre, en ella se estudian la presencia de anticuerpos que puedan atacar al gluten o a otros compuestos haciendo que el gluten no se digiera de una manera adecuada. No siempre están presentes estos anticuerpos en los celiacos.
- **Genética:** Genética, lo normal es tener una predisposición genética a la celiaquía, aunque no es 100% hereditaria de padres a hijos, sí es cierto que si hereditario que nuestro cuerpo sea más susceptible a padecer la enfermedad si algún familiar la padece.
- **Biopsia:** Biopsia, es una de las pruebas más relevantes ya que mostrará el daño que ha ocasionado el gluten en nuestro intestino por lo que si tenemos celiaquía y sufrimos molestias nuestro intestino debe mostrar erosión y malformación por la enfermedad.
- **La dieta:** La dieta, cuando hay indicios de una celiaquía debe comenzarse una dieta erradicando por completo el gluten de la comida para así comprobar si hay mejoría, esto puede ayudar al médico al diagnóstico ya que en cuanto dejan de tomar gluten mejoran mucho las molestias.

Ejemplo de menú semanal para una persona celíaca:

- **Lunes.**
  - Desayuno: Tostada integral sin gluten con tomate, aceite y jamón serrano. Media mañana: Macedonia de frutas y galleta sin gluten.
  - Comida: Garbanzos con pollo y verduras. Fruta o yogur.
  - Merienda: Yogur con almendras picadas.
  - Cena: Dorada con verduras y patata asada. Fruta.

- **Martes.**
  - o Desayuno: Leche con cacao y galletas sin gluten.
  - o Media mañana: Fruta de temporada.
  - o Comida: Pasta con atún y tomate (usar pasta sin gluten). Yogur.
  - o Merienda: Fruta.
  - o Cena: Revuelto de verduras con pechuga de pavo. Gelatina.

- **Miércoles.**
  - o Desayuno: Infusión y tostadas con aceite de oliva con tomate y jamón serrano. Media mañana: Natillas.
  - o Comida: Lentejas con verduras y patatas y filetes de pollo. Fruta.
  - o Merienda: Batido de frutas.
  - o Cena: Espinacas con jamón y garbanzos. Yogur.

- **Jueves.**
  - o Desayuno: Leche con cereales (sin gluten) y fruta.
  - o Media Mañana: fruta de temporada.
  - o Comida: Arroz con marisco y pescado. Yogur.
  - o Merienda: bizcocho casero.
  - o Cena: Tortilla de calabacín y cebolla. Gazpacho. Fruta.

- **Viernes.**
  - o Desayuno: Leche con cacao y galletas sin gluten.
  - o Media mañana: Pan con tomate y queso fresco.
  - o Comida: Pasta con carne de pollo y tomates y ensalada mixta. Gelatina.
  - o Merienda: Batido de frutas.
  - o Cena: Sopa de pescado con fideos. Yogur.

- **Sábado.**
  - o Desayuno: Tostadas con queso de untar y mermelada.
  - o Media mañana: fruta de temporada.
  - o Comida: Pescado al horno con patatas y ensalada de pimientos. Yogur.
  - o Merienda: Gelatina de frutas casera (gelatina y fruta picada).
  - o Cena: Gazpacho con huevo y jamón y hamburguesa de pavo. Yogur.

- **Domingo.**
  - o Desayuno: Bizcocho sin gluten y leche con cacao.
  - o Media Mañana: tostadas con queso fresco y tomate.
  - o Comida: Menestra de verduras y Calamares. Yogur.
  - o Merienda: Galletas sin gluten y leche.
  - o Cena: Ensalada y filetes de pavo. Gelatina.

B. Intolerancia a la lactosa

En la **intolerancia a la lactosa** hay que conocer que intolerancia y alergia no es lo mismo, es usual encontrar a personas intolerantes a la lactosa decir que es alérgica a la leche, esto no es correcto ya que aunque ambas afecciones tienen síntomas parecidos como la inflamación del estómago, malestar, diarrea y/o vómitos no están relacionadas, la alergia ataca al sistema inmunitario y puede producir la muerte por asfixia ya que es una alergia como tal, sin embargo la intolerancia aunque muy molesta, ataca al sistema digestivo, esto ocurre porque el estómago no digiere de forma adecuada la lactosa, la lactosa es una azúcar presente en muchos alimentos, la intolerancia a este azúcar sucede porque no se digiere bien a través del intestino delgado, esto ocurre porque la enzima lactasa, que es la tiene que descomponer la lactosa no lo hace de forma adecuada haciendo que no sea digerida de forma correcta provocando las molestias típicas que hemos comentado antes.

Este tipo de intolerancias puede aparecer en la niñez o la adolescencia y empeorar cuando somos adultos, esto se produce porque cuanta más lactosa tomamos más dañamos las enzimas necesarias para descomponerla.

- **Alimentos que contienen lactosa:**
  - o Leche.
  - o Yogures.
  - o Helados.
  - o Quesos.
  - o Alimentos enlatados (mirar la etiqueta).
  - o Fiambres envasados (mirar la etiqueta).

- o Cereales (mirar etiqueta).
- o Pan de molde (mirar etiqueta).
- o Alimentos congelados (mirar etiqueta).
- o Medicamentos (preguntar al farmacéutico o leer el prospecto).

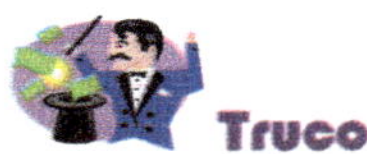

Truco

Como se usa como azúcar en ciertos alimentos hay que mirar la etiqueta para comprobar que no se use entre sus ingredientes, ya que es más utilizado de lo que pensamos, si en la etiqueta nos especifica algún ingrediente derivado de la leche como suero de leche, leche en polvo o cuajada, lo más seguro es que lleve lactosa.

Algunas personas que son intolerantes a la lactosa no se dan cuenta de que sus síntomas son por esta intolerancia, ya que apenas toman lácteos, pero si gran cantidad de otros productos que igualmente llevan lactosa.

C. Pruebas para determinar una intolerancia a la lactosa

- **Dieta:** Lo primero que debemos hacer es suprimir totalmente la lactosa en la dieta, si vemos que hay mejoría total es muy probable que tengamos intolerancia, también podemos estar una semana sin tomar nada de lactosa y luego añadir un poco a ver si notamos malestar, en ese caso deberemos llamar al médico y concertar una cita para corroborarlo.
- **Prueba de expiración:** El médico suministra una cantidad de lactosa en agua y en intervalos de unos minutos que nos dirá el médico se va soplando en bolsas herméticas, si hay una cantidad elevada de hidrógeno en el aliento determinará que el intestino no ha podido descomponer bien el azúcar de la lactosa.
- **Prueba de sangre:** Primero se extrae sangre para conocer el nivel de glucosa en sangre y como en la prueba anterior se le suministra al paciente una cantidad de lactosa en agua y a la hora y dos horas se le vuelve a extraer sangre y se comparan los resultados, si no incrementa el nivel de glucosa puede determinar que el intestino no está descomponiendo la lactosa y por tanto hay intolerancia.

Esta es una de las pruebas menos fiable, normalmente se usan antes las dos anteriores y si dan positivo esta prueba no se hace.

- **Biopsia:** Si los síntomas son graves es posible que el pediatra determine que haya que medir la cantidad de lactasa que hay en el intestino por lo que sería necesario hacer una endoscopia para coger muestras y luego biopsia esas muestras, esto es para ver el alcance de la intolerancia.

- **Prueba de heces:** Cuando los niños son muy pequeños y no pueden hacer la prueba de expiración, el pediatra suele hacer una prueba en las heces del bebé, midiendo el pH y la cantidad de azúcar puede determinar si está digiriendo bien la lactosa.

D. Pautas en la dieta para niños intolerantes a la lactosa

Es importante saber qué **grado de intolerancia** tiene el niño ya que hay medicamentos de venta libre para paliar las molestias ocasionadas por la intolerancia y si el médico lo ve correcto se puede administrar para momentos puntuales en los que el niño pueda tomar productos con lactosa, por ejemplo en un cumpleaños infantil, si por el contrario el niño no pudiera tomar nada de lactosa es aconsejable acudir a un nutricionista que nos asesore para reforzar el calcio y la vitamina D de la dieta con otros alimentos que pueda introducir sin problemas. Hay personas que mejoran a lo largo de los años este tipo de intolerancias e incluso les desaparece con los años, sobre todo cuando la pérdida de la enzima lactasa es producida por un periodo de tiempo, por ejemplo, después de una enfermedad o la ingesta de algunos medicamentos.

E. Ejemplo de menú semanal para niños con intolerancia a la lactosa

- **Lunes.**
  - Desayuno: Leche de soja y pan integral con pavo y tomate.
  - Media mañana: Fruta a elegir.
  - Comida: Lentejas con verduras y patata y Pollo asado. Fruta.
  - Merienda: Gelatina y galletas sin lactosa.
  - Cena: Tortilla con pavo y crema de verduras. Gelatina.

- **Martes.**
  - o Desayuno: Leche de soja y galletas sin lactosa.
  - o Media Mañana: Gelatina y fruta.
  - o Comida: Pasta con marisco y aceite de oliva. Ensalada mixta. Gelatina.
  - o Cena: Sopa de pollo con arroz. Infusión.

- **Miércoles.**
  - o Desayuno: Leche de soja con avena y fruta.
  - o Media mañana: fruta de temporada.
  - o Comida: Arroz con champiñones, guisantes, zanahorias y pollo. Fruta
  - o Merienda: Pan con queso fresco sin lactosa y mermelada.
  - o Cena: Crema de verduras y Lenguados a la plancha.

- **Jueves.**
  - o Desayuno: Leche avena y pan con jamón y aceite de oliva.
  - o Media mañana: gelatina de frutas (gelatina y fruta)
  - o Comida: Pescado al horno con patatas y menestra. Fruta.
  - o Merienda: Galletas sin lactosa y leche vegetal con cacao.
  - o Cena: Tortilla de berenjenas y patata y ensalada mixta. Infusión.

- **Viernes.**
  - o Desayuno: Leche vegetal con cereales y fruta.
  - o Media mañana: Pan con queso sin lactosa y mermelada.
  - o Comida: Salmón al papillote con arroz integral. Yogur sin lactosa.
  - o Merienda: Pan con chocolate (sin lactosa).
  - o Cena: Puré de patatas y hamburguesas de pollo.

- **Sábado.**
  - o Desayuno: Leche vegetal con cacao y tostadas con jamón y aceite.
  - o Media mañana: Bizcocho casero.
  - o Comida: Puré de lentejas y Muslos de pollo asado. Fruta
  - o Merienda; Macedonia
  - o Cena: Sopa de fideos y pollo con jamón y huevo duro. Infusión.

- **Domingo.**
    - Desayuno: leche vegetal con cereales.
    - Media mañana: Tostadas con pavo y aceite de oliva.
    - Comida: Pizza casera con verduras y gambas (usar queso sin lactosa). Fruta.
    - Merienda: Natillas caseras.
    - Cena: Pescado al horno con verduras a elegir. Gelatina.

En la actualidad existen muchos alimentos adaptados a dietas para intolerancias alimentarias, en el caso de la intolerancia a la lactosa podemos encontrar leche y derivados de la leche como quesos y yogures que se pueden utilizar sin problema en la dieta por lo que podemos variarla sin problema.

F. Alimentación según origen étnico

Se denominan **comidas étnicas** a aquellas que pertenecen a una cultura o región específica. Las más conocidas son la cocina oriental como la china, japonesa, hindú o tailandesa y la cocina americana destacando la mexicana, brasileña o venezolana, sin olvidar la cocina italiana, cada vez más común en nuestro país o la francesa.

No hay que olvidar que fuera de España, la cocina española cada vez gana más terreno y es más valorada y, por ello, la OMS reconoce la **dieta mediterránea** como una de las mejores del mundo. Hoy día es más fácil probar la cocina de origen étnico gracias a la inmigración, es una salida cada vez más común en los inmigrantes montar restaurantes ya que actualmente hay mucho interés hacia la gastronomía de otras culturas.

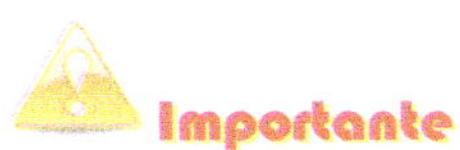

Es muy importante afrontar la elaboración de los menús étnicos desde el respeto a la diversidad y la cultura. Hacerlo nos llevará en primer lugar a conocer las características de las personas que van a comer nuestros productos, así como favorecer que el menú sea bienvenido.

- **Cocina *halal*:** La palabra *Halal* tiene un concepto muy amplio que abarca todas aquellas prácticas que están permitidas por la Ley Islámica. Para las personas de esta cultura y religión algo es halal cuando es saludable, ético y no abusivo.

  No hay que confundir nunca esta palabra con la palabra *haram* que se refiere a todo lo contrario, lo que es ilícito o prohibido.

  Cuando se quiere elaborar un menú *Halal* se ha de tener especial cuidado con los alimentos que se eligen. En este caso deben seguir tres premisas:
  o En su composición no puede haber ninguna sustancia prohibida.
  o Las sustancias prohibidas son: el alcohol, el veneno, algún tipo de droga. La sangre y por supuesto y más conocido: la carne de cerdo, jabalí y sus derivados.
  o Deben haber seguido para su elaboración los preceptos islámicos.
  o En el caso de utilizar carne de animales estos deben haber sido sacrificados según el rito islámico.

- **Cocina *Kosher*:** El término *kosher* hace referencia a aquellos alimentos que pueden ser consumidos por la población judía.

  Como ya ocurre en la religión musulmana los judíos también tienen una palabra para denominar a aquellos alimentos que no pueden consumir y es *"Trefá"*.

  Para la religión judía los alimentos prohibidos son la sangre, así como aquellos emulgentes y aditivos que contengan grasa animal. Además, esta religión impide comer carne de animales que estén enfermos, sufran heridas o tengan algún tipo de defecto congénito o adquirido (por ejemplo, que les falte una pata).

  Por ello, normalmente, los productos cocinados para las personas judías utilizan como base el uso de aceites vegetales.

Hay que tener en cuenta que la cocina Kashurt tiene también otras normas como son:

o La carne se somete a un proceso de salado para que elimine la sangre que pueda aún tener.

o Tienen especial cuidado en la combinación de los alimentos:

- Alimentos neutros *(parve)* se pueden combinar e ingerir junto a otros productos.

- Los productos cárnicos y los productos lácteos no pueden mezclarse en ningún caso durante su elaboración.

Este tipo de forma de cocinar los lleva a tener unos platos de un solo uso, bien sea de plástico o vidrio para los productos caliente.

Resumen

En este módulo hemos tratado los conceptos básicos de dietética y nutrición y las diferencias entre alimentación y nutrición, teniendo en cuenta siempre que la nutrición está ligada con la alimentación ya que depende de los alimentos que tomemos podemos añadir unos nutrientes u otros.

Hemos conocido los factores que intervienen en la dieta como factores ambientales, culturales, sociales y económicos.

Aprendemos a elaborar una carta gastronómica dependiendo de las necesidades de nuestro negocio y el uso del marketing gastronómico para aumentar las ventas.

Dentro del marketing, hemos aprendido la importancia de vender el producto a través de factores como el color, la colocación del producto en el estante, la música de anuncio y las ofertas que ofrecen, entre otras características.

Por otro lado, hemos conocido los distintos tipos de dietas y menús según las distintas etapas del crecimiento, las necesidades nutricionales cambian a medida que nuestro cuerpo va creciendo, en los niños las necesidades nutricionales son menores porque su gasto energético es menor, en la adolescencia suben las necesidades energéticas ya que el gasto energético es mayor porque es una etapa de crecimiento. Cuando somos adultos los gastos se estabilizan ya que no hay tanto gasto energético, aunque en las mujeres adultas si se quedan embarazadas sí cambian las necesidades energéticas tanto en el embarazo como la lactancia.

El organismo de una persona anciana necesita menos aporte energético porque el metabolismo se retarda, pero, además, debemos tener en cuenta que también aparecen problemas en la masticación y suelen llevar una medicación intensa que puede disminuirles el apetito, síntomas de depresión, aislamiento social, soledad, dificultades para cocinarse los alimentos, o para ir a comprarlos, etc. y eso favorece que la alimentación no sea la adecuada para cubrir sus necesidades.

Una vez conocidas las necesidades energéticas hemos aprendido a la planificar las dietas y a conocer los distintos tipos de dietas alternativas como la vegetariana, macrobiótica y la disociada. También conocemos los diferentes menús colectivos específicos como el menú *kosher* y la cocina *halal.*

Glosario

ADN

Sigla de ácido desoxirribonucleico, proteína compleja que se encuentra en el núcleo de las células y constituye el principal constituyente del material genético de los seres vivos.

Alergia alimentaria

Es una reacción de intolerancia a ciertos alimentos que se origina en el sistema inmunitario: la hipersensibilidad es la consecuencia de una reacción exagerada del sistema inmunitario a determinadas sustancias: los alérgenos.

Alimentos Kosher

Alimentos permitidos en la dieta de los judíos.

Biopsia

Examen microscópico de un trozo de tejido o una parte de líquido orgánico que se extrae de un ser vivo.

Celiaquía

La enfermedad celíaca es una afección del sistema inmunitario en la que las personas no pueden consumir gluten porque su intestino delgado no lo absorbe de forma adecuada. El gluten es una proteína presente en el trigo, cebada y centeno.

Cocina halal

Alimentos permitidos por la ley islámica, en el islam significa saludable, ético y no abusivo.

Dieta disociada

Esta dieta consiste en dividir los alimentos dependiendo del grupo al que pertenece y no se mezclan en las recetas.

Hidratos de carbono

Sustancias orgánicas compuestas por hidrógeno, oxígeno y carbono, junto con las grasas y las proteínas constituyen uno de los tres principales grupos que componen la materia orgánica, son considerados la mejor forma de almacenamiento energético de nuestro cuerpo. Podemos dividirlos en dos grupos, simples (azúcar, miel) o complejos (cereales, arroz, pastas y legumbres).

Ingesta Recomendada (IR)

Se denomina ingesta recomendada a la cantidad de energía y nutrientes que debe incluir la dieta diariamente para mantener un estilo saludable.

Intolerancia alimentaria

La intolerancia alimentaria son reacciones adversas del organismo hacia alimentos que no son digeridos, metabolizados o asimilados completa o parcialmente. Esta dolencia produce ciertos trastornos digestivos o de otro tipo, no es tan peligroso como una alergia, ya que no ataca al sistema inmunitario.

Macronutrientes

Nutrientes que ayudan al organismo a conseguir energía, se llaman así porque son los que el cuerpo necesita en mayor cantidad y son las grasas, hidratos de carbono y proteínas, si tenemos una cantidad adecuada de macronutrientes en la dieta lo normal es que no haya falta de micronutrientes que son las vitaminas y minerales.

Metabolismo basal

Son las calorías necesarias que necesita nuestro cuerpo en reposo para realizar las funciones vitales diarias. Hay varias fórmulas y varias tablas ya que se tienen en cuenta varios factores para calcularlas, la más extendida es esta: Hombres (10 x peso en kg) + (6,2 x altura en cm) – (5 x edad) + 5 Mujeres (10 x peso en kg) + (6,25 x altura en cm) – (5 x edad) – 161.

Ejercicios de autoevaluación

1. Diferencias entre alimentación y nutrición:

a. La alimentación es un acto involuntario.

b. La nutrición es un acto voluntario.

c. La nutrición es un acto involuntario.

2. Las vitaminas:

a. Hidrosolubles se disuelven en grasa.

b. Liposolubles se disuelven en grasa.

c. Liposolubles se disuelven en agua.

3. En la elección de menú:

a. No es importante tener en cuenta la pirámide de alimentos.

b. Es importante conocer los tipos de menús para elaborar uno acorde a los que buscamos.

c. Todas son correctas.

4. Con respecto a la cocina étnica:

a. Para comer cocina étnica tienes que salir del país.

b. La más difundida es la cocina oriental.

c. Toda la comida étnica lleva picante.

5. El calcio:

a. Ayuda al sistema nervioso.

b. Ayuda en la formación de los huesos.

c. Las dos son correctas.

6. La dieta macrobiótica:

    a. Es una versión del vegetarianismo.

    b. Se basa en el equilibrio entre los alimentos que perteneces al Yin y el Yang.

    c. Se basa en la ingesta de proteínas.

7. ¿Qué información es correcta de las intolerancias?

    a. Existe medicación para contrarrestar los efectos.

    b. Puede producir shock anafiláctico si tomamos el alimento siendo intolerantes.

    c. Ninguna es correcta.

8. En la lactancia:

    a. Hay que aumentar en 100 kcalorias/día.

    b. No hay que aumentar la ingesta de calorías.

    c. Hay que aumentar en 500 kcalorías/día.

9. En la alimentación en el comedor escolar:

    a. Siempre es el mismo menú.

    b. Debe ser equilibrado y complementario a la cena.

    c. No lleva postre.

10. El porcentaje de nutrientes en la dieta diaria es:

    a. En el desayuno se debe ingerir el 50%.

    b. En la comida se debe ingerir entre 30-40%.

    c. En la cena se debe ingerir entre 50-60%.

Aplicaciones prácticas

Aplicación práctica 1. Diseño de menú escolar

Módulo 1. Planificación de menús y dietas especiales

Realiza el diseño de un menú escolar para una semana en el que incluya solo los almuerzos y cenas recomendadas, considerando las necesidades nutricionales de niños en edad escolar (6-12 años).

Se deben incluir opciones variadas que promuevan una dieta balanceada y, en lo posible, contemplar alternativas para dietas especiales.

Debes especificar las raciones y resumir brevemente cuál es el aporte nutricional del menú.

Aplicación práctica 2. Diseño de menú semanal

Módulo 1. Planificación de menús y dietas especiales

Diseña un menú semanal atendiendo a tus propias necesidades nutricionales (especifica si tienes alergias o alguna necesidad nutricional especial).

Justifica la elección de los platos elegidos y explica cómo adaptarías el menú a una dieta vegetariana.

Ejercicio de evaluación final

1. La diferencia entre alimentación y nutrición es:

   a. La alimentación es un acto involuntario.

   b. La nutrición es un acto voluntario.

   c. La nutrición es un acto involuntario.

2. El Marketing:

   a. No tiene en cuenta la música.

   b. Tiene en cuenta el olor.

   c. No tiene en cuenta la colocación en las estanterías.

3. Las vitaminas:

   a. Hidrosolubles se disuelven en grasa.

   b. Liposolubles se disuelven en grasa.

   c. Liposolubles se disuelven en agua.

4. La publicidad se sirve de:

   a. La imagen, color, sonido y palabras.

   b. La imagen y el olor.

   c. Ninguna es correcta.

5. En la elección de menú:

   a. No es importante tener en cuenta la pirámide de alimentos.

   b. Es importante conocer los tipos de menús para elaborar uno acorde a los que buscamos.

   c. Todas son correctas.

6. En un menú vegetariano:

    a. No es necesario hacer media mañana ni merienda.

    b. La cena debe ser la comida más calórica.

    c. El desayuno es la comida más completa e importante.

7. Con respecto a la cocina Étnica:

    a. Para comer cocina étnica tienes que salir del país.

    b. La más difundida es la cocina oriental.

    c. Toda la comida étnica lleva picante.

8. La vitamina C:

    a. No está presente en animales.

    b. No interviene en la anemia.

    c. Solo podemos tomarlas con pastillas.

9. El calcio:

    a. Ayuda al sistema nervioso.

    b. Ayuda en la formación de los huesos.

    c. Las dos son correctas.

10. La cantidad de agua recomendada:

    a. Puede variar según la altura.

    b. Puede variar según la edad, grasa y sexo.

    c. Puede variar según el peso.

11.¿Qué diferencia hay entre un vegetariano y vegano?

    a. Los veganos pueden tomar lácteos y huevos.

    b. Los vegetarianos no toman legumbres.

    c. Los veganos no usan lana.

12.La dieta macrobiótica:

    a. Es una versión del vegetarianismo.

    b. Se basa en el equilibrio entre los alimentos que perteneces al Yin y el Yang.

    c. Se basa en la ingesta de proteínas.

13.¿Cuál de los nutrientes necesarios está en su justa proporción?

    a. Grasas 20%.

    b. Proteínas 40%.

    c. Hidratos 55%.

14.En las intolerancias:

    a. Existe medicación para contrarrestar los efectos.

    b. Puede producir shock anafiláctico si tomamos el alimento siendo intolerantes.

    c. Ninguna es correcta.

15.Para elegir un menú:

    a. No es importante tener en cuenta la pirámide de alimentos.

    b. Es importante conocer los tipos de menús para elaborar uno acorde a los que buscamos.

    c. Todas son correctas.

16.En el periodo de lactancia:

  a. Hay que aumentar en 100 kcalorias/día.
  b. No hay que aumentar la ingesta de calorías.
  c. Hay que aumentar en 500 kcalorías/día.

17.Con respecto a la nutrición en la vejez:

  a. Hay menor gasto energético por lo que se necesitan menos calorías.
  b. El gasto energético es el mismo que en edad adulta.
  c. Hay mayor gasto energético por lo que se necesitan más calorías.

18.En la alimentación en el comedor escolar:

  a. Siempre es el mismo menú.
  b. Debe ser equilibrado y complementario a la cena.
  c. No lleva postre.

19.Con respecto a la dieta en el embarazo:

  a. En el primer trimestre se aumenta más de 500 kcal/día.
  b. No hay aumento de calorías.
  c. En el primer trimestre se aumenta entre 50 y 150 kcal/día.

20.¿Qué porcentaje de nutrientes es correcto en la dieta diaria?

  a. En el desayuno se debe ingerir el 50%.
  b. En la comida se debe ingerir entre 30-40%.
  c. En la cena se debe ingerir entre 50-60%.

Solucionario

Módulo 1. Planificación de menús y dietas especiales

1. c	**6.** b
2. b	**7.** a
3. a	**8.** c
4. b	**9.** b
5. c	**10.** b

Bibliografía

Monografías

Pilar Cervera; J. CLAPES Y R. RIGOLFAS. Alimentación y Dietoterapia, *Nutrición aplicada en la salud y la enfermedad.* (McGram-Hill).

En este manual se desarrollan los conceptos de nutrición básicos en relación a la salud y enfermedad. Es un manual especialmente útil para elaborar aquellos menús más específicos de personas que tienen alguna patología o bien quieren prevenir la aparición de ella.

Textos electrónicos

Guía de la alimentación saludable [en línea]. Sociedad Española de Nutrición Comunitaria.

Dirección URL: <https://www.nutricioncomunitaria.org/es/noticia-documento/75>

Webgrafía

Alimentación segura durante el embarazo

https://www.dsca.gob.es/es/consumo/informacion-persona-consumidora/recomendaciones-alimentarias/alimentacion-embarazo

Dieta mediterránea

https://www.comunidad.madrid/servicios/salud/dieta-mediterranea

Dieta vegetariana

https://escolasalut.sjdhospitalbarcelona.org/es/consejos-salud/alimentacion/caracteristicas-dieta-vegetariana

Enfermedad celiaca

https://celiacos.org/enfermedad-celiaca/que-es-la-enfermedad-celiaca/

Fibra dietética

https://www.saludigestivo.es/menus-recomendaciones-nutricionales/dieta-rica-fibra/

Intolerancia a la lactosa

https://cinfasalud.cinfa.com/p/intolerancia-a-la-lactosa/